Traité Complet

DU

CHOLERA-MORBUS

DE L'INDE.

TRAITÉ COMPLET

DU

CHOLERA-MORBUS DE L'INDE,

OU

RAPPORT SUR LE CHOLERA ÉPIDÉMIQUE,

TEL QU'IL S'EST MONTRÉ DANS LES TERRITOIRES SOUMIS A LA PRÉSIDENCE

DU FORT SAINT-GEORGES,

RÉDIGÉ PAR ORDRE DU GOUVERNEMENT,

SOUS L'INSPECTION DU BUREAU-MÉDICAL,

PAR

WILLIAM SCOT, CHIRURGIEN,

SECRÉTAIRE DUDIT BUREAU,

TRADUIT DE L'ANGLAIS

PAR F.-P. BLIN,

DOCTEUR EN L'UNIVERSITÉ DE MÉDECINE DE MONTPELLIER, ANCIEN MÉDECIN EN CHEF DES ARMÉES, PROFESSEUR HONORAIRE DE L'ÉCOLE SECONDAIRE DE MÉDECINE DE NANTES, CHEVALIER DE L'ORDRE ROYAL DE LA LÉGION-D'HONNEUR.

NANTES,

IMP. DE C. MERSON, CARREFOUR SAINT-JEAN, N.° 1.er

SEPTEMBRE 1831.

AVERTISSEMENT.

Dans un temps où le Cholera-Morbus occupe tellement les esprits, qu'à l'ouverture d'une Assemblée solennelle, le Souverain d'une nation voisine n'a pas dédaigné d'en faire mention dans son discours, il y a lieu de croire que le public recevra favorablement un écrit, qui renferme ce que l'on a publié jusqu'ici de plus étendu, de plus détaillé et de plus instructif sur cette terrible maladie.

Le rapport rédigé par ordre du gouvernement de Madras, sous l'inspection du Bureau-Médical de cette Présidence, par M. William Scot, secrétaire de cette savante réunion, a paru en 1824. Il y avait alors sept ans que l'épidémie avait débuté dans la presqu'île de l'Inde. Le Bureau-Médical du Bengale et celui de Bombay avaient déjà fait connaître, dans des rapports fort précieux, une multitude de faits et de circonstances dignes de l'attention des médecins. L'épidémie n'ayant pénétré dans le territoire de Madras qu'après avoir déjà exercé de grands ravages dans les deux autres Présidences, les médecins de cette partie des possessions Britanniques ont pu mettre à profit tout ce qui avait été recueilli antérieurement par leurs confrères du Bengale et de Bombay, et tirer des divers essais de traitement, même des fautes qui avaient été commises, d'utiles leçons pour combattre avec plus d'avantage le fléau qui menace l'Europe en ce moment.

C'est précisément parce qu'ils ont joui de cet avantage, et parce qu'il est évident qu'il n'a pas été stérile entre leurs mains, que je me suis déterminé à revoir, pour l'offrir au public, une traduction libre que j'avais faite, il y a plus d'un an, du Rapport des médecins de Madras, ne la destinant alors qu'à l'usage de quelques amis et d'un petit nombre de confrères.

Un autre motif a eu quelque part à cette détermination. Tout ce qui a été publié, dans ces derniers temps, sur le Cholera-Morbus, par les divers journaux de médecine, quoique fort intéressant et fort précieux, sous bien des rapports, n'a point cependant encore embrassé d'une manière aussi ample, aussi soignée, aussi méthodique tout ce qui est relatif à cette maladie, que l'a fait le Rapport des médecins de Madras. Ce Rapport est, pour ainsi dire, un traité approfondi de la maladie, de ses causes, de ses phénomènes, des divers modes de traitement, qui lui conviennent, et des effets qu'ont eus tous les remèdes proposés pour la guérir. Il est en outre fondé sur une multitude d'observations communiquées au bureau central de Madras par tous les médecins, soit des villes, soit des hopitaux sédentaires ou ambulants; et par les chirurgiens des régiments tant européens, que natifs, aux service du gouvernement de l'Inde. Enfin on y trouve consigné le résultat d'un nombre considérable d'ouvertures de cadavres, pour servir d'appui aux conjectures théoriques mises en avant sur la cause et le siége de la maladie.

A la suite du Rapport, dont on donne ici la traduction, le Bureau-Médical de Madras a fait imprimer 1.° le récit historique de la marche suivie par le Cholera épidémique, pour arriver de son point de départ dans toutes les directions et dans toutes les divisions du territoire qu'il a parcouru, en spécifiant la date de son invasion dans chaque lieu. Ce récit est accompagné d'une carte topographique, dans le genre de celle que M. Moreau de Jonnès a donnée dans son fameux rapport au conseil supérieur de santé, en 1824, sur le Cholera de l'Inde; -- 2.° Une collection choisie d'un très-grand nombre de rapports particuliers faits par les médecins des divers cantons, par ceux des hopitaux civils et militaires, et par les chirurgiens de tous les régiments européens et naturels; -- 3.° Plusieurs observations détaillées de cas de Cholera épidémique, du traitement qui a été employé, de l'issue de la maladie, et l'autopsie cadavérique, quand la terminaison a été fatale; -- 4.° Les mouvements journaliers et trimestriels des divers hopitaux où ont été admis les malades de l'armée du fort Saint-Georges, depuis 1815 jusqu'à, et y compris 1821; -- 5.° Enfin les tables météorologiques de 1815 à 1825 inclusivement.

Toutes ces pièces, fort curieuses à consulter, forment avec le rapport un in-folio assez volumineux. Nous n'avons pas cru qu'il fût nécessaire de les traduire toutes, pour atteindre le but principal qu'on se propose, qui est de bien faire connaître le

Cholera-Morbus de l'Inde, et de se mettre en mesure de le combattre avantageusement, s'il se présente dans nos contrées.

A ce sujet, je demanderai la permission de faire observer que les cordons sanitaires, ainsi que les quarantaines, me paraissent des moyens bien peu sûrs pour éviter la communication d'un mal, dont on ne connaît pas encore bien parfaitement ni le principe, ni le mode de propagation. Je parle avec connaissance de cause, ayant été pendant plus de trente ans membre de commissions de salubrité navale, ou d'intendances sanitaires. Il y aurait, suivant moi, d'autres précautions à prendre; et l'utilité de celles-ci ne peut être contestée.

Tous les faits prouvent que le salut des malades dépend le plus souvent, pour ne pas dire toujours, de la promptitude avec laquelle ils sont secourus. Comment obtenir cet avantage? -- Autrefois les Intendants des provinces étaient chargés de distribuer dans toutes les campagnes de leurs généralités des boîtes de médicaments, qui renfermaient les remèdes appropriés aux maladies endémiques et épidémiques de chaque saison. Ne pourrait-on pas faire revivre cet usage, et approvisionner, par exemple, chaque commune rurale, et toutes celles où il n'y a point de pharmacie, d'une quantité suffisante des diverses préparations d'opium, d'éther, etc., etc. ? On joindrait dans les boîtes des mesures bien déterminées, afin qu'il ne se commît pas d'erreurs dans la distribution des doses.

On avertirait aussi, dans chaque commune, de se précautionner d'une ample quantité de graine de moutarde. Il est de la plus indispensable nécessité d'avoir sous la main un moyen facile de recourir aux sinapismes, qui sont d'un si grand secours dans le Cholera. Pour la même indication, l'on garnirait chaque boîte d'un nombre suffisant de coussinets ou compresses de flanelle, formant l'appareil des vésicatoires à l'eau bouillante. Ce moyen peu dispendieux est le plus efficace, quand on a besoin d'une prompte excitation à la surface du corps, et il a été employé dans l'Inde avec le plus grand succès.

Enfin, l'on se hâterait, dans chaque commune, de faire apprendre à saigner à quelques personnes intelligentes; parce que malheureusement, quand la maladie atteint un grand nombre de sujets à la fois, il est impossible à l'officier de santé, qui donne ses soins aux habitants de la campagne, de se transporter assez rapidement d'un village à un autre, ou de ferme en ferme, pour administrer à temps le secours de la saignée, dans tous les cas où elle est nécessaire.

Ces précautions, que je ne fais qu'indiquer, en passant, et toutes celles qui s'y rapportent, me paraissent d'une toute autre importance, que celles qui ont pour objet la séquestration des individus malades, et l'interruption des communications avec les lieux infectés. Je le répète : on ne connaît nullement encore, par les faits, en quoi consiste le miasme contagieux du Cholera, ni quelles voies il affecte pour se propager. Si c'est par les courants de l'air, que feront les cordons de troupes, les lazarets, les purifications de marchandises, de vêtements, de lettres, etc.? Toutes ces précautions, peut-être très-louables en elles-mêmes, sont d'un succès fort douteux; tandis qu'il est bien certain et bien démontré que la grande mortalité du Cholera tient principalement à ce que le plus grand nombre des malades n'est pas secouru, ou à ce qu'il n'est pas secouru à temps, ou enfin à ce qu'il l'est par des mains inhabiles.

J'ajoute encore quelques mots. Il n'en est pas du Cholera, comme de la fièvre jaune. Celle-ci, que je sache, n'a jamais régné épidémiquement en France ; peut-être même ne l'y a-t-on jamais observée sporadique ; du moins depuis cinquante ans que j'exerce la médecine dans une ville populeuse et maritime, je ne l'y ai jamais vue, quoique les précautions sanitaires à son sujet ne datent que de 1803 ; et qu'auparavant les communications avec les Etats-Unis d'Amérique et les Antilles avaient été bien plus fréquentes qu'elles ne l'ont été depuis. -- Le Cholera, au contraire, vient de parcourir une immense étendue de pays, et, chaque jour encore, il paraît gagner les contrées, que l'on aurait cru le plus inaccessibles à son influence. On ne peut donc révoquer en doute qu'il a la double faculté de transportation et de communication. S'arrêtera-t-il sur les confins de nos zones tempérées ? On ne peut guères l'espérer. Sydenbam l'a vu régner épidémiquement en Angleterre, dans les années 1669 et 1676. Dans cette dernière année, il fut très-sévère, et approcha beaucoup par la gravité de ses symptômes de la malignité de celui de l'Inde (1). D'une autre part

---

(1) Le Cholera-Morbus a aussi été épidémique en France, comme le dit Lieutaud dans son Précis de médecine-pratique. Bien avant Lieutaud, on l'y avait vu régner sous le nom de *Trousse-Galand*, terme qui dénote assez une maladie qui s'est souvent montrée dangereuse et promptement mortelle. La mention la plus remarquable qui en ait été faite se trouve dans l'historien Mézeray. Son article est curieux et mérite d'être cité.

« Depuis la fin de l'an 1528, dit-il, jusqu'au commencement de l'an 1534, le ciel fut si en colère contre la France, qu'il y eut un perpétuel déréglement des saisons, ou, pour mieux dire, l'été seul occupa la place de toutes les trois autres, de sorte qu'en cinq ans on ne vit point deux jours de gelée tout de suite. Cette chaleur importune énervait, pour ainsi dire, la nature, et la rendait impuissante, elle n'amenait rien à maturité. Les arbres poussaient des fleurs incontinent après le fruit, les blés ne multipliaient point en terre, et faute d'hyver il y avait une si grande quantité de vermine, qui en rongeait le germe, que la récolte ne fournissait pas la semence pour l'année suivante. Cette disette causa une famine universelle ; après vint une maladie qu'on nomme

ne le voyons-nous pas actuellement même marcher à la suite d'armées nombreuses avec lesquelles nous pouvons venir en contact? Et que de signes, en outre, conspirent avec un certain soleil (*solem quis dicere falsum audeat*) pour nous avertir

. . . . . *Cæcos instare tumultus,*
. . . . . *et operta tumescere bella!*

Or, comme je l'ai dit une fois devant une société savante, en lui communiquant la Gazette de Madrid, du 28 octobre 1800, et en lui faisant part de quelques réflexions sur l'épidémie de Cadix : « L'on ne saurait faire » des vœux trop ardents pour la paix;

Trousse-Galand, puis une furieuse peste, si bien que ces trois fléaux emportèrent plus de la quatrième partie des personnes. »

Hist. de France, édit. in-12, d'Amsterdam, 1673. Tom. 4. Règne de François I.er, pag. 570.

D'après le même auteur, on avait vu dans le ciel, sur la fin de juillet 1531, une comète chevelue, qui parut durant tout le mois d'août. La paix avait été conclue à Cambrai, au mois de juillet 1529.

» car on ne peut le dissimuler : parmi les maux sans nombre que la guerre entraîne à sa suite, on doit déplorer principalement la funeste tendance qu'elle a toujours eue à faire éclore, ou à propager la contagion des maladies épidémiques. Que l'on consulte les annales de la médecine. Ce triste répertoire d'une partie des misères humaines en fournit la preuve à chaque page. En effet, depuis la fameuse peste d'Athènes, qui éclata dans les premières années de la guerre du Péloponèse, jusqu'à la fièvre meurtrière qui vient de régner à Cadix, on compte bien peu de pestes ou de maladies de ce genre, qui n'aient pris naissance au sein des guerres civiles ou étrangères. On dirait que la Nature irritée a voulu par là montrer aux hommes qu'ils ne peuvent violer ses lois bienfaisantes pour la conservation des êtres, en arrosant la terre du sang de leurs sem-

» blables, sans en éprouver bientôt
» la peine et le châtiment. A côté de
» leurs camps, sous leurs remparts,
» dans l'enceinte de leurs citadelles
» il s'échappe d'eux-mêmes, et sans
» qu'ils s'en aperçoivent, mille se-
» mences de contagion et de mort;
» et les germes d'une destruction
» inévitable s'implantent et se multi-
» plient jusqu'à l'entour des trophées
» de leur impuissante gloire. »

Nantes, 26 juin 1831.

RAPPORT

SUR L'ÉPIDÉMIE

DE CHOLERA-MORBUS,

QUI A RÉGNÉ

DANS LE TERRITOIRE DE LA PRÉSIDENCE DE MADRAS.

LORSQUE l'épidémie de Cholera parut avoir fini de parcourir tout le territoire de Madras, le gouvernement, dans l'intérêt de la science aussi bien que dans celui de l'humanité, témoigna au Bureau Médical de cette présidence, le désir que l'on donnât une histoire de cette maladie, telle qu'elle s'était montrée tant au milieu des populations Indiennes, que parmi les troupes, en y ajoutant un exposé des diverses méthodes de traitement adoptées, en différents temps, par les officiers de santé, dans leurs cantonnements respectifs, et le récit des succès qui les avaient accompagnées. La Cour des Directeurs a ensuite ordonné de recueillir, et de livrer à l'impression les particularités concernant les progrès du Cholera, dans tout ce territoire, et les différentes méthodes que l'on avait employées dans le traitement des personnes qui en étaient atteintes. L'honorable Cour a fait connaître en même temps qu'elle avait arrêté de faire parvenir aux médecins les plus distingués de la métropole les rapports qui avaient été rédigés sous l'inspection des Bureaux Médicaux du Bengale et de Bombay, en manifestant l'espoir que la publication de ces documents, de concert avec un rapport semblable des médecins de cette présidence, pourrait faire naître des idées et donner lieu à des avis propres à fournir les moyens de réprimer les ravages de cette terrible maladie. C'est en conséquence de ces instructions qu'on a rédigé le présent rapport.

Dès la première apparition du Cholera épidémique, le Bureau Médical, sans se borner aux mesures que comporte la discipline du service ordinaire, dans la vue de recueillir les renseignements propres à la profession, n'a pas négligé en outre d'appeler spécialement l'attention de tous les officiers de santé de cet établissement sur la nécessité de transmettre, relativement à cette maladie, toutes les remarques que les occasions d'observer pouvaient les mettre à portée de recueillir, chacun en particulier; et c'est une justice que l'on se plaît à rendre ici au corps médical en général, que la plupart des membres qui le composent, ont pleinement répondu à cet appel. Il en est résulté une ample collection de documents, qui ne laisse guère au rédacteur de ce rapport, d'autre travail que celui du choix et de la distribution des matériaux. On a reçu plusieurs communications précieuses, et soignées de manière à pouvoir être offertes au public, dans l'état où elles ont été présentées. On les trouvera en conséquence rangées sous un titre convenable à la suite de ce rapport (1).

Les autres communications, qui sont effectivement en bien plus grand nombre, quoique d'un prix réel au fond et fort intéressantes, sont rédigées à la hâte, sans liaison et sans méthode, ce qui ne permet pas de les publier. En disposant des matériaux de cette seconde espèce, l'on a eu soin de classer les faits et les matériaux qu'elle contient, sous les titres de pathologie et de thérapeutique auxquels ils appartiennent. L'on n'a rejeté aucune observation *uniquement* comme improbable, ni aucune théorie, parce qu'elle ne paraissait pas soutenable; attendu que l'état actuel de nos connaissances, par rapport au Cholera, ne paraît pas devoir autoriser le rejet absolu de quelqu'opinion médicale que ce soit, qui le concerne. Ainsi, tout fait allégué, toute théorie particulière transmis au Bureau Médical ont trouvé place dans ce rapport, et par ce moyen

---

(1) Le recueil de tous ces Mémoires est fort volumineux. On le donnera dans la suite, si la publication en devient nécessaire.

sont livrés à l'épreuve du tems et de l'expérience. Le Bureau Médical a été tellement scrupuleux dans l'exercice de son autorité, pendant toute la durée de cette maladie destructive, qu'au risque même d'ecourir l'imputation d'empirisme, il a fait circuler, en en autorisant l'essai, l'annonce de remèdes, dont l'emploi ne pouvait guère se fonder sur aucun système de médecine rationnelle.

Dans un rapport officiel, il eût sans doute été plus désirable, à quelques égards, de publier toutes les communications que l'on avait reçues, avec le nom de leurs auteurs, que de se borner à en offrir un simple résumé; mais indépendamment de la difficulté dont nous venons de parler ci-dessus, il s'en présentait une autre, c'était la grande uniformité de tous les rapports. Car quoique tous les officiers de santé n'aient pas eu les mêmes occasions d'observer, les mêmes loisirs, ni un même degré de zèle pour la science, cependant la grande majorité des rapports, bien que parfois un peu diversifiés par plusieurs aperçus relatifs *à la théorie*, ne présentent, par rapport *à l'histoire* de la maladie, et au plan général de *traitement* qu'une répétition qu'il serait superflu de publier. Il est peut-être plus nécessaire d'offrir quelque apologie à ceux des officiers de santé, dont on livre maintenant au public, après un laps de tems si considérable, les rapports rédigés précipitamment, et à la première apparition de la maladie. Si notre connaissance de la maladie et de son traitement avait marché du même pas que les nombreux moyens d'observation que la suite du tems n'a malheureusement que trop multipliés, ils auraient peut-être quelque raison de se plaindre. Quoi qu'il en soit, la meilleure apologie se trouve dans les rapports eux-mêmes, qui, lorsqu'on les compare à ceux qui ont été écrits postérieurement et dans des circonstances à tous égards plus favorables, n'en sont pas moins remplis de matières très-intéressantes, et bien propres à faire honneur à leurs auteurs, dont plusieurs n'existent plus maintenant. Lorsqu'il est arrivé que l'auteur d'un rapport a envoyé des remarques supplémentaires, on les a jointes à l'original de sa première communication.

Quoique l'on n'ait inseré dans le présent rapport aucun papier qui ne fût officiel ou authentique, et que l'on n'ait rien avancé qui ne fût appuyé sur des matériaux exclusivement de même nature, il ne faut pas cependant perdre de vue que les *faits* médicaux ne sont trop souvent que de pures opinions des médecins: l'authenticité n'en est pas douteuse aux yeux de celui qui en fait le récit; mais sujets, comme le sont les observateurs, même les plus habiles et les plus prudents, à l'erreur et aux fausses interprétations, il est de notre devoir le plus strict de n'admettre, qu'avec toutes les précautions et toute la circonspection possibles, les *faits* et les *opinions*, qui se trouvent évidemment en opposition avec l'expérience générale. Nous espérons toutefois que notre rapport paraîtra, en somme, contenir et transmettre une masse très-considérable de preuves à l'abri de toute objection, touchant la nature de cette espèce de Cholera, qui a si long-tems affligé les communautés Indiennes; et, bien que nous souhaitions très-ardemment que la présence de ce fléau ne procure jamais en Angleterre l'occasion d'en juger immédiatement, nous ne pouvons néanmoins que partager le sentiment de l'honorable Cour des Directeurs, et faire des vœux pour que les membres les plus savants de la faculté de médecine exerçant dans la capitale, soient plus heureux que ne l'ont été leurs confrères dans l'Inde, dans leurs recherches sur la nature, les causes et la cure du Cholera.

Malgré les avantages que procure l'organisation du service médical de la compagnie, pour recueillir tous les faits et tous les avis propres à répandre l'instruction, ces avantages se sont trouvés réduits presqu'à rien par le manque de rapports périodiques imprimés. Le besoin d'un pareil secours se fait sentir dans un pays où le changement des employés est perpétuel et rapide, et où, par conséquent, les connaissances acquises individuellement ou personnellement tournent rarement au profit du public. On a un exemple frappant du mal dont on se plaint ici, dans le cas du Cholera, qu'à son début l'on a regardé comme une forme insolite et maligne de la maladie connue sous le nom de Cholera-Morbus. Cette idée, cependant, ayant été bientôt, et peut-être trop précipitamment abandonnée, l'on se persuada alors presqu'universellement que c'était dans le fait *une maladie nouvelle;* et, par une étrange inconséquence on se figura qu'il était plus aisé de découvrir sa nature, que celle des maladies qui ont éludé l'expérience des siècles; et qu'en outre il n'était pas difficile d'arriver à en établir la cure spécifique. De là ont pris naissance la diversité d'opinions et la variété des pratiques, qui, dès le principe, ont généralement prévalu dans le traitement du Cholera, et qui, comme on le craint bien, règnent encore à un degré remarquable. Quand on acquit la certitude qu'une maladie semblable dans tous les symptômes, avait été décrite dans plusieurs ouvrages publiés en

Europe, sur les maladies de l'Inde, cette connaissance ne fut pas assez répandue, et arriva trop tard pour effacer le mal qui avait eu lieu. Tout le monde dans l'Inde, y compris même la classe des médecins, avait été, pour ainsi dire, pris au dépourvu. La maladie, bien que non nouvelle en réalité, l'était cependant pour les uns comme pour les autres; et l'on a, peut-être, trop balancé à admettre la pré-existence du Cholera, sous une forme nullement différente de celle qu'il a prise dans les circonstances actuelles, et trop perdu de vue cette verité, quand on s'est mis à discourir sur sa pathologie.

Apparition du Cholera, en 1787, à Arcot.

On ne peut cependant imputer cet état de choses au défaut de prévoyance chez ceux qui nous ont précédés; puisque la note qu'on va lire se trouve inscrite dans les actes du Bureau Médical de cette présidence, à la date du 29 novembre 1787. A la vérité, comme ce n'est qu'une inscription manuscrite, sur les registres d'un bureau qui n'est accessible qu'aux membres qui le composent, elle est, comme on l'a déjà observé, demeurée sans aucune utilité.

« Comme au mois d'octobre dernier il a régné à Arcot une maladie semblable à une endémie, qui a fait de grands ravages parmi les naturels de Paliconda, dans la vallée d'Ambore, en 1770,

1770 ; dans une armée d'observation, en janvier 1793 ; dans le débâclement du Bengale, à Ganjam, en 1781 ; et dans plusieurs autres lieux, en différents temps ; ainsi qu'à une épidémie répandue, en 1783, sur toute la côte, sous les apparences de dyssenterie, Cholera-Morbus ou mordyxim ; mais accompagnée de spasmes à la région précordiale et d'une prostration subite des forces, comme signes caractéristiques ; considérant que le Bureau-Médical est établi pour servir d'archives et de répertoire, le médecin en chef recommande d'inscrire sur le journal des opérations dudit bureau, pour servir de guide aux praticiens qui viendront dans la suite, la lettre de M. Thompson, chirurgien du 4.e régiment, contenant les détails de la dissection d'un des sujets morts de cette maladie, et l'état des viscères, ainsi que deux lettres de M. Duffin, chirurgien en chef, à Vellore, et une autre lettre de M. Davis, membre du bureau de l'hopital, contenant un exposé des causes, des symptômes et du traitement heureux des malades par l'usage des bains et des fomentations chaudes, soutenant les forces vitales par le vin, et chassant l'amas putride hors des intestins. Le bureau, convaincu des avantages qui doivent résulter pour le service de la méthode proposée par le médecin en chef, enjoint à son secrétaire de transcrire les lettres ci-dessus mentionnées, ainsi qu'il suit. (La substance de ces lettres se trouve vers les pages 40 et 46.)

Mentionné à ce que l'on présume dans les écrits des Indous.

L'on a supposé que le Cholera avait été décrit dans les livres de médecine des Indous, dont quelques-uns sont d'une haute antiquité, ainsi qu'on peut en juger par cela qu'ils sont attribués à Danwantary, personnage mythologique, égal en réputation à l'Esculape des Grecs. Dans un ouvrage de cet auteur, intitulé le Chintamani, la maladie qui ressemble au Cholera se trouve classée sous le nom générique de Sannipata, qui comprend toutes les affections paralytiques et spasmodiques. L'espèce de Sannipata que l'on suppose être le Cholera spasmodique ou épidémique, se nomme Sitanga, ainsi décrit : « Un froid sur tout le corps semblable à la fraîcheur de la lune, toux et difficulté de respirer, hoquet, douleurs partout le corps, vomissement, soif, défaillances, grand relâchement des intestins, tremblement des membres. » — D'autres pensent que le Cholera a été classé sous le nom générique d'Ajirna ou Dyspepsie. L'espèce que l'on regarde comme correspondante au Cholera spasmodique ou épidémique s'appelle Vidhumar Vishùchi, et est ainsi décrit : « Le Vishùchi est très-rapide dans ses effets : ses symptômes sont l'obscurcissement de la vue dans les deux yeux, la sueur, la défaillance subite, la perte de l'entendement, le dérangement des sensations internes et externes, les douleurs dans les genoux et les mollets, des douleurs poignantes dans le ventre, une soif extrême, la dépression du pouls bilieux et venteux, et le froid des mains, des pieds et de tout le corps. » — La première de ces descriptions s'appliquerait parfaitement bien au Cholera épidémique, si ce n'était que dans un commentaire sur ce texte, qui se trouve dans un ouvrage Tamil, intitulé le Yugumani Chintamani, on établit que le Sitanga est incurable et mortel en quinze jours. La seconde description s'y applique peut-être encore moins, ne faisant aucune mention, parmi les symptômes, des vomissements et de la diarrhée. L'on a tenté de réconcilier ces deux opinions en supposant que le Vishùchi est la même chose que le Sitanga, dans un degré plus violent ou épidémique; mais on ne prétend pas que le Vishùchi lui-même soit toujours épidémique ; au contraire l'on dit qu'il n'est nullement rare, et qu'on le dépeint par cette phrase familière, mais emphatique. « Etant saisi de vomissement et de purgation, il mourut immédiatement. » Ces observations sont extraites d'une lettre qui a paru dans le Courrier de Madras, le 2 janvier 1819, et que l'on attribuait généralement à un particulier, connu par son goût et ses profondes connaissances dans la littérature Indous. Cette pièce est assez curieuse; elle est jointe à la fin du rapport original avec une lettre fort intéressante d'un Naturel savant et respectable, nommé Ram Raz, attaché au collége, à qui la pièce en question a été soumise pour la comparer avec les copies les plus authentiques des ouvrages de médecine, dont les extraits annoncent qu'ils ont été tirés.

Observé par Bontius, en 1629.

Bontius, médecin hollandais, qui a écrit à Batavia, en 1629, décrit ainsi le Cholera-Morbus: « Outre les maladies dont nous avons traité ci-dessus comme endémiques au pays, le Cholera-Morbus est encore très-fréquent. Dans le Cholera il y a par haut et par bas une évacuation continuelle d'une matière bilieuse chaude, qui irrite l'estomac et les intestins. C'est une maladie des plus aiguës, et qui, exige les secours les plus prompts. Après la disposition de l'air au chaud et à l'humide, sa principale cause est un usage immodéré des fruits, qui étant communément verts et sujets à la putréfaction, irritent et chargent l'estomac par leur humidité superflue, et produisent une bile ærugineuse. On pourrait avec quelque apparence de raison regarder le Cholera comme une excrétion salutaire, puisque la rétention des humeurs dont il exécute l'expulsion serait très-préjudiciable. Cependant comme des évacuations si excessives *épuisent les esprits animaux et accablent le cœur, source de la chaleur et de la vie, de vapeurs putrides, ceux qui sont attaqués de cette maladie y succombent généralement et très-vîte, mourant au plus tard dans les 24 heures.*

Tel fut entre autres le sort de Cornelius Van Royen, intendant de l'hopital, qui, étant en parfaite santé à six heures du soir, fut tout-à-coup pris du Cholera, et mourut avant minuit, dans une agonie et des convulsions terribles, la violence et la rapidité du mal surmontant l'efficacité de tous les remèdes. Mais si le malade survit à la période ci-dessus mentionnée, il reste beaucoup d'espoir de procurer sa guérison. *Cette maladie est accompagnée d'un pouls faible, d'une respiration difficile, du froid des extrémités, auquel se joint une chaleur considérable à l'intérieur, une soif inextinguible, une insomnie perpétuelle, une inquiétude et une agitation continues. S'il survient à ces symptômes une sueur froide et fétide, il est certain que la mort ne tardera pas d'arriver* (1).

---

(1) *Præter jàm dicta alvi profluvia, etiàm cholera hìc familiariter ægros infestat: cujus causam signa ac symptomata, curam denique hoc capite absolvere est animus. Fit itaque Cholera, cùm materia biliosa, ac præcordia ventriculum, ac intestina infestans, per gulam simul, ac per anum continuò fermè, ac cum magnâ copiâ ejicitur. Morbus*

En traitant du spasme, cet auteur s'exprime ainsi: la maladie du spasme presqu'inconnue parmi nous en Hollande, est si commune dans l'Inde,

---

est acutissimus, ideò præsenti eget remedio. Causa præcipua hujus mali, præter aeris calidam ac humidam temperaturam, est nimia fructus hic edendi licentia; qui quòd plerumque sunt horarii, ac putredini obnoxii, tum humiditate suâ superfluâ ventriculo infesti sunt ac insueti etiam, ac bilem hanc æruginosam gignunt. Hæc excretio, et non sine causâ, alicui videretur salubris, quòd talia purgentur qualia oportet: tamen quia cum tantâ quantitate simul effunduntur spiritus vitales, ac naturales, debilitato quoque per fœdos halitus corde, caloris omnis ac vitæ fonte, ut plurimùm commoriuntur ægri, idque celerrimè, utpotè qui intrà viginti quatuor horas vel etiàm pauciores expirent, ut accidit inter plurimos, Cornelio Van Royen, *ægrorum in nosocomio œconomo, qui horâ sextâ vespertinâ adhuc valens, subitò Cholera corripitur, et ante duodecimam noctis horam vomendo simul ac per alvum dejiciendo, cum diris cruciatibus, ac convulsionibus, miserrimè expiravit; vincente morbi violentiâ ac celeritate omne remediorum genus. Si tamen ultrà prædictum spatium pernicies ista protrahatur, magna curæ spes est. Pulsus hìc admodùm debilis est, respiratio molesta, membra externè frigent. Calor vehemens ac sitis internè urgent, vigiliæ adsunt perpetuæ. Jactatio corporis inquietissima, quæ si comitetur frigidus ac fœtidus sudor, mortem in propinquo esse certissimum est. -- Jac. Bontii de medicinâ indorum, lib.* III, *cap.* VI, *pag.* 219 *et* 220. *Lugd. Batav.* 1745.

qu'on peut la mettre au nombre des maladies populaires et endémiques de ces contrées. Elle attaque quelquefois si subitement que dans un instant les sujets deviennent roides comme un marbre, les muscles tant de la partie antérieure que de la partie postérieure du corps se contractant involontairement avec violence. Maladie terrible ! qui, sans altération préliminaire des fonctions vitales ou naturelles, précipite rapidement le malheureux qui en est atteint, au tombeau, au milieu de tourments inexprimables, et sans lui permettre d'avaler la moindre nourriture ou la moindre boisson. Il y a aussi *d'autres spasmes partiels des membres :* mais ceux-ci étant plus modérés et passagers, je ne m'y arrêterai pas. Les personnes attaquées de cette maladie regardent les assistants d'une manière horrible, surtout lorsque, comme il arrive souvent, le spasme cynique contracte convulsivement les joues vers les oreilles. Une teinte rouge et verdâtre se réfléchit des yeux et de la face ; les dents craquent ; au lieu de paroles il sort de la gorge des sons rauques et rudes, comme d'une voûte souterraine ; en sorte que les personnes qui ne connaissent pas cette maladie prendraient pour des démoniaques ceux qui en sont attaqués (1).

---

(1) *Qui apud nos in Hollandiâ rarus est spasmus, hìc*

En traitant du Choléra, Bontius ne fait mention nulle part de la couleur des évacuations. Il parle bien de bile ærugineuse, mais il paraîtrait, d'après ce qu'il dit, que cela se rapporte plutôt à l'acrimonie supposée de la bile, qu'à aucune qualité visible de cette humeur : et nous verrons tout à l'heure que des praticiens beaucoup plus mo-

---

in Indiis tàm familiaris est affectus, ut meritò inter endemicos et populares morbos numeretur. Tàm repentinus, ac subitus est aliquandò ejus impetus, ut dicto citiùs, homines rigidi non secùs ac statuæ permaneant : dùm vel in anteriorem, vel posteriorem corporis partem, musculi involuntario motu, versùs principium suum trahuntur : crudele (me Hercules) malum, quòd sanis partibus vitalibus ac naturalibus cum summo cruciatu miseros mortales, intra brevissimum temporis spatium, è vivis ad mortem rapit : dùm nihil nec esculenti, nec potulenti, per œsophagum in ventriculum deducere queunt. Sunt et alii particulares, crurum ac surarum spasmi; sed de his, quia leviores sunt, et per se transeunt, hìc non agimus. Porrò hoc malo affecti truculente admodùm astantes intuentur, præsertìm (quod sæpè fit) interveniente spasmo cynico, seu convulsione caninâ, cùm utraque maxilla aures versùs trahitur. Ruber ac viridis color ex oculis et facie oritur; dentibus strident, ac murmur inconditum, vice vocis humanæ edunt, tanquam ii qui à cellâ subterraneâ loquuntur; ità ut imperitis verè dæmoniaci appareant. Jac. Bontii, id. ib. cap. II, *pag.* 211 *et* 212.

dernes insistent grandement sur la prétendue nature bilieuse et irritante des évacuations, lorsqu'il est évident qu'ils n'en parlent que par supposition. Du reste, les descriptions de Bontius ne sont rien moins que complètes; car quoiqu'il ne mentionne point le spasme comme symptôme du Cholera-Morbus, il rapporte cependant que Van Royen expira dans des convulsions, six heures après avoir été attaqué. Malgré cela, dans la description du Cholera « où le cœur est accablé, » où les malades meurent au plus tard dans vingt-quatre heures, et dans l'énumération qu'il fait des symptômes, tels que nous l'avons rapportée en lettres italiques, il n'est sûrement personne ayant vu le Cholera épidémique qui a régné dans l'Inde, qui ne convienne que c'est de cette maladie et non d'une autre qu'il a tracé le portrait.

Quoique Bontius ait traité dans deux chapitres séparés du spasme et du Cholera-Morbus, il est très-probable que ces maladies n'étaient qu'une seule et même affection.

Il semblerait qu'il a considéré le spasme tonique comme idiopathique, et le spasme clonique comme symptomatique. Néanmoins il est évident par ces mots : « qu'il y a d'autres spasmes partiels dans les membres, » que les deux sortes de spasmes existaient chez le même sujet, phénomène qui s'est trouvé amplement confirmé, dans l'épidémie actuelle, par une multitude d'observations. Si l'on objecte qu'il ne parle point des symptômes ordinaires du Cholera comme se rencontrant dans le spasme, on peut répondre qu'il ne parle point non plus de l'état de la peau, de celui du pouls et de la respiration, fonctions qu'il est impossible de ne pas regarder comme affectées dans une si grande commotion de toute l'économie animale.

L'édition de Bontius dont on a tiré les passages ci-dessus, est une traduction anglaise imprimée à Londres en 1769. Mais d'après quelques passages de l'original, on pourrait soupçonner que cette traduction n'est pas très-correcte (1). Par exemple, les expressions des yeux et de la face *réfléchissant* une couleur rouge et verdâtre, ne sont intelligibles qu'en supposant que les premiers se trouvent injectés de sang, et la dernière convertie dans cette teinte pâle et cadavéreuse, qui nous est si bien connue à tous dans le stage de collapsus du Cholera.

---

(1) Nous avons cité le texte original de Bontius, afin de mettre à portée de juger de la fidélité de la traduction. (Note du traducteur.)

Dans l'ordre du temps, la seconde mention que nous ayons du Cholera se trouve dans la copie d'une lettre écrite par le docteur Paisley, à Madras, le 12 février 1774, et publiée par Curtis dans son ouvrage sur les maladies de l'Inde. Le docteur Paisley dit : « j'ai reçu votre lettre, et suis bien content d'apprendre que vous avez ordonné de faire changer de cantonnement à l'armée ; car, d'après les circonstances dont vous faites mention, il n'y a pas de doute que sa position ne contribue à la fréquence et à la violence des attaques de cette maladie dangereuse, qui, comme vous l'avez observé, est le vrai Cholera-Morbus, le même qu'elle a déjà éprouvé à Trincomale. Il est épidémique parmi les noirs, qu'il emporte promptement, leur constitution lâche ne pouvant supporter l'effet d'évacuations si subites, ni l'action encore plus délétère d'une bile corrompue.

Observé par le docteur Paisley, en 1774.

A la première campagne que l'on a faite dans ce pays, la même maladie fut horriblement fatale aux noirs ; cinquante Européens de l'armée en furent atteints. Depuis lors j'ai eu occasion de voir un certain nombre de cas particuliers, dont plusieurs mortels ou dangereux, et de différentes espèces, provenant de l'émotion d'une bile putride par des causes accidentelles, ou par les émétiques et les purgatifs donnés avant que de l'avoir émoussée ou corrigée. »

Le docteur Paisley ne donne aucune description particulière de la maladie ; et quoiqu'il appuie beaucoup sur la putridité et l'acrimonie de la bile, il ne fait aucune mention de la couleur ni de l'aspect des évacuations; il observe que lorsque le Cholera est épidémique ici, c'est absolument une maladie de bile extrêmement putride, qui agit sur le système comme un poison, et engendre *une prostration subite des forces, et des spasmes sur toute la surface du corps*. Dans les constitutions lâches, lorsque *le pouls s'affaisse subitement,* et annonce un danger imminent, il faut employer la même méthode, mais avec plus de précautions. Curtis cite cette lettre comme ayant rapport au Cholera-Morbus ou Mort-de-chim. Les extraits qu'on vient de voir prouvent assez clairement la justesse et l'exactitude de ce rapport.

Il est très-important de remarquer que le docteur Paisley parle ici de la maladie, comme étant *souvent épidémique;* qu'elle régna sous cette forme dans la première campagne, et qu'elle attaqua les Européens comme les indigènes. On ne connaît pas parfaitement les époques précises, dont il est ici question, mais nous avons vérifié par les registres du Bureau-Médical que le Cholera régna comme endémique en 1769 ou 1770.

Sonnerat dont les voyages dans l'Inde comprennent tout l'espace entre 1774 et 1781, parle d'une maladie sur la côte de Coromandel, semblable à tous égards au Cholera, et il remarque qu'elle règne à la façon d'une épidémie. Voici le récit qu'il en fait : Observé par Sonnerat, de 1774 à 1781.

« Il y a aussi une autre maladie épidémique qui règne, et qui emporte en vingt-quatre heures, et quelquefois moins, ceux qui en sont attaqués. Elle ne se manifeste jamais que dans le temps froid »

« Les débauchés et ceux qui ont des indigestions sont attaqués d'une diarrhée, ou plutôt d'un flux involontaire de matière excrémentitielle devenue liquide, mais sans aucun mélange de sang. Ils n'ont aucun remède pour ce cours de ventre, qu'ils appellent un flux aigu. Ils en abandonnent la guérison au seul soin de la nature. »

« Le flux de cette espèce, qui régna il y a quelques années, s'étendit de tous cotés, faisant les plus grands ravages. De Cherigam à Pondichery, il périt au-delà de 60,000 individus. Les uns en étaient attaqués pour avoir passé la nuit et dormi en plein air; d'autres pour avoir mangé du riz froid avec du lait caillé; mais le plus grand nombre pour avoir mangé après s'être baignés ou lavés dans l'eau froide, ce qui occasionnait une indigestion, un spasme universel de nature nerveuse, suivi de douleurs violentes et de la mort, si le malade n'était pas promptement secouru. Cette épidémie survint pendant les vents de Nord, en décembre, janvier et février. Lorsque ces vents cessaient, la maladie disparaissait. Les symptômes étaient un flux aqueux accompagné de vomissements et d'une extrême faiblesse, d'une soif ardente, d'oppression, de suppression d'urine. Quelquefois les malades sentaient de violentes douleurs de colique. Souvent ils perdaient la parole et la mémoire, ou devenaient sourds. Le pouls était petit et concentré; et le seul spécifique que trouva Choisel, missionnaire étranger, fut la thériaque et la drogue amère. Les médecins Indiens ne purent sauver un seul malade. »

« Il y a tout lieu de croire que la transpiration arrêtée et refoulée dans la masse du sang, trouvant une issue par l'estomac et les intestins, occasionnait le vomissement, qui se terminait par le flux. »

« La maladie qui suivit deux ans après fut la plus terrible. Elle ne fut pas le résultat des mêmes causes que la première, ayant commencé en juillet et août. Elle se manifesta du commencement par un flux aqueux, qui prenait tout-à-coup, et qui quelquefois emportait les malades en moins de vingt-quatre heures. Ceux qui en étaient atteints avaient trente évacuations dans l'espace de cinq à six heures, ce qui les réduisait à un tel état de faiblesse qu'ils ne pouvaient ni parler ni se mouvoir. Ils étaient souvent sans pouls, les mains et les oreilles froides, la face allongée. L'enfoncement des yeux dans la cavité orbitaire était le signe d'une mort certaine. Ils ne ressentaient ni douleurs d'estomac, ni coliques, ni tranchées. La plus grande souffrance était une soif ardente. Quelques-uns rendaient des vers par les selles, d'autres par le vomissement. Cette cruelle pestilence attaqua toutes les castes en général ; mais particulièrement celles qui font usage de la viande, comme les Parias. Les médecins Indiens ne réussirent pas mieux dans cette épidémie, qui se renouvela par les vents du Nord. »

Il n'est pas facile de déterminer les dates précises des deux apparitions de Cholera, dont il est question dans les extraits ci-dessus, où l'on s'est contenté de dire en premier lieu : *régnant il y a quelques années ;* et en second lieu : *deux ans après.* Cependant on peut supposer raisonnablement qu'une maladie qui s'étendait de toutes parts, et qui enleva plus de **60,000** personnes de Cherigam à Pondichery, n'aurait point échappé à la connaissance du docteur Paisley, qui en aurait fait mention dans sa lettre de 1774, déjà citée, si elle s'était manifestée antérieurement à cette époque. Il est présumable que M. Sonnerat a décrit les invasions d'une maladie, qui s'est montrée postérieurement à la date de 1774. Il est évident aussi, par la date de son livre, qu'elles ont eu lieu long-tems avant l'épidémie consignée dans les registres du Bureau-Médical, et qui a régné sur toute la côte, en 1783. En conséquence, en comparant cet écrit avec les autres autorités, il est clair que le Cholera a continué de régner, avec de très-courtes interruptions, depuis une époque très-éloignée, jusqu'à une date comparativement moderne. Sonnerat remarque que le terme « Mort-de-chim » est usité dans l'Inde, mais il l'applique aux « Indigestions », qui sont fréquentes et dont beaucoup sont morts subitement.

Cholera observé à Maurice, en 1775 et 1819.

D'après un rapport d'un comité d'Officiers de santé anglais réunis à Maurice, en novembre 1819, par l'autorité du gouvernement, pour examiner la nature de la maladie épidémique qui régnait alors dans cette île, il paraît que le Cholera épidémique n'y était pas inconnu. Ce qui suit est extrait de ce rapport. « Le comité avoue que jusqu'ici il n'a rencontré ni dans cette île, ni ailleurs une maladie qui eût les caractères de celle qui règne maintenant ; mais suivant ce que rapportent plusieurs individus, dont quelques-uns appartiennent à la profession de médecin, il paraît qu'une maladie très-ressemblante dans ses symptômes, sa marche et sa terminaison, à celle qui fait le sujet de l'examen actuel, a régné quelque temps dans cette colonie, en 1775. »

Les symptômes détaillés par le comité, comme formant le caractère de l'épidémie de 1819, dénotent suffisamment l'identité de cette maladie avec l'espèce de Cholera qui régna à cette époque, et qui continue encore de régner sur le continent de l'Inde. Dans les deux cas dont il s'agit, les symptômes correspondaient parfaitement avec ceux des nombreux exemples de la maladie, qui se sont offerts depuis. Ceux qui la caractérisent plus particulièrement sont une prostration de forces extrême et subite, avec dépression du pouls, le refroidissement excessif de toute la surface du corps, qui se couvre d'une transpiration froide et visqueuse;

une sensation pénible et tourmentante dans l'abdomen, dont le progrès a généralement emporté le malade en peu d'heures. »

Le docteur Burke, médecin en chef de l'île, fait l'observation suivante, dans la lettre où il transmettait le rapport du comité : « Une maladie semblable régna dans cette île, en 1775, après une longue sécheresse, etc. Les symptômes, les effets prompts et funestes et la durée de la maladie sembleraient exactement les mêmes. Un ouragan mit fin à ses ravages, qui durèrent bien environ deux mois, et qui occasionnèrent une grande mortalité, particulièrement parmi les noirs et les gens de couleur. »

Mais il est nécessaire de déclarer qu'un comité de médecins français, assemblé dans les mêmes circonstances que le comité anglais, ne fait aucune mention de l'épidémie de 1775. Admettant néanmoins ce fait comme certain, il est vraiment digne de remarque que, tandis que le continent de l'Inde était, comme nous l'avons fait voir précédemment, en proie au Cholera, à cette époque de 1775 (1), la même

(1) La description de l'épidémie de 1819, par le comité des médecins français, mérite d'être connue ; la voici : les phénomènes sont une faiblesse subite, avec

maladie s'était étendue jusqu'à une île si éloignée.

Le Cholera paraît s'être manifesté épidémiquement et dans une étendue assez considérable, A Ganjam, en 1781.

---

des tiraillements, ou douleurs dans les muscles des extrémités, qui font chercher un appui pour ne pas tomber ; un refroidissement général de toute la surface du corps ; une privation absolue du battement du cœur et de toutes les artères extérieures ; une cessation générale de la circulation à la surface, tellement que la ligature placée sur le bras n'a pu faire gonfler les veines, pour y pratiquer une saignée, et que les ventouses scarifiées ont laissé couler un peu de sang, comme s'il sortait d'un vaisseau affaissé, atone et presque vide : des évacuations par haut et par bas, séreuses, blanchâtres, muqueuses, rares, se bornant souvent à des efforts de vomissement et de déjections alvines : les boissons prises facilement étaient rarement rejetées. La face était grippée, sombre, marquant une anxiété intérieure extrême : un décubitus presqu'immobile sur le dos ou sur le ventre ; les yeux à moitié fermés, le globe relevé sous la paupière ; une voix altérée, silencieuse, ou des gémissements plaintifs. Les facultés intellectuelles se manifestant par les réponses de oui ou non, sans le désir ni la volonté d'émettre beaucoup de paroles. Les malades se soutenant avec peine pour l'emploi des remèdes ; une sueur grasse ; la mort sans convulsion ou agitation, surtout dans les moments où on voulait les remuer.

en 1781. M. Jameson, secrétaire du Bureau-Médical de Calcutta, rend compte, comme il suit, de son apparition à cette époque, dans un rapport sur le Cholera: « au printemps de 1781, une division des troupes du Bengale, forte d'environ 5000 hommes, était en marche sous le commandement du colonel d'artillerie Pearse, pour s'aller joindre à l'armée de Sir Eyre Coote, sur la côte. Il y a apparence qu'une maladie semblable au Cholera, avait régné dans cette portion du pays (les Circars du Nord), quelque temps avant son arrivée, et qu'elle la contracta à Ganjam, vers le 22 mars; elle en fut attaquée avec une violence inconcevable. Des hommes, auparavant en parfaite santé, tombaient morts par douzaine; et ceux-mêmes qui n'étaient pas si violemment attaqués mouraient ou étaient sans ressource en moins d'une heure. Les spasmes des extrémités et du tronc étaient terribles. Le vomissement et la diarrhée les tourmentaient tous sans exception. Ce jour-là même, outre ceux qui moururent, il en entra plus de cinq-cents à l'hopital. Les deux jours suivants la maladie ne cessa de s'étendre; et alors plus de la moitié de l'armée en était atteinte. » On ajoute dans une note : « Une lettre adressée à la Cour des Directeurs par le gouvernement suprême fait mention de l'apparition de la maladie dans ces circonstances, et parle avec un juste regret de la destruction qu'elle a occasionnée dans ce détachement. »

Après avoir rendu compte des progrès de la maladie dans les Circars, la lettre continue de la sorte: « La maladie dont il s'agit ne s'est pas bornée aux environs de Ganjam, elle s'est aussi propagée jusqu'ici (Calcutta); et après avoir sévi principalement sur les naturels, occasionnant parmi eux une grande mortalité pendant quinze jours, elle s'est généralement apaisée pour le présent, et poursuit sa marche vers le Nord. Il eût été fort intéressant de suivre avec soin les traces de cette maladie, d'autant mieux qu'elle a semblé prendre la forme d'une épidémie; mais toutes les tentatives que l'on a faites pour découvrir ses progrès ultérieurs ont été sans succès. »

Cholera observé par Curtis, en 1782.

Depuis cette époque jusqu'en 1787, et peut-être même jusqu'en 1790, il paraîtrait que le Cholera a régné épidémiquement dans diverses parties de l'Inde. Curtis rapporte que la flotte sur laquelle il servait, joignit à Madras l'escadre de Sir Edward Hughes, au commencement de 1782. Son vaisseau le Seahorse arriva à Trincomallee, au mois de mai de cette année; et il dit: « Je fus aussi informé, par le chirurgien de service, que le Mort-de-chim ou crampe avait été très-fréquent et très-funeste parmi les gens de mer, tant à l'hopital qu'à bord de quelques vaisseaux; particulièrement du Hero et du Superbe. Le Seahorse n'eut aucun sujet attaqué de la maladie jusqu'au 21 juin. Entre ce jour et le 25, il eut huit malades.»

«Les symptômes dans ces huit cas se ressemblaient tellement pour l'ordre et le degré, que la description de l'un convenait parfaitement à chacun des autres. S'il y eut quelque différence de l'un à l'autre, ce ne fut que dans la promptitude de l'invasion et dans la rapidité avec laquelle les symptômes se succédaient. Dans tous la maladie débuta par des selles aqueuses, accompagnées d'un peu de tenesme, mais avec peu ou point de tranchées. Ces accidents se manifestaient toujours à quelque heure de la nuit, ou dès le grand matin, et duraient quelques heures avant qu'aucun spasme se fît sentir; et comme de légères affections de ce genre sont très-communes dans ce pays, les malades s'en plaignaient rarement, jusqu'à ce que les spasmes devinssent plus violents et qu'ils s'étendissent aux jambes et aux cuisses. Les évacuations ne tardaient pas à amener une grande faiblesse, le froid des extrémités, une pâleur remarquable, l'abattement et la lividité de tous les traits du visage. Plusieurs avaient alors quelques nausées et des efforts pour vomir; mais ne rejetaient rien de bilieux. En peu de temps les spasmes commençaient à s'emparer des muscles des cuisses, de l'abdomen et du thorax, et finissaient par s'étendre à ceux des bras, des mains et des pieds ; mais ni alors, ni dans la suite je n'ai vu ceux du cou, de la face ou du dos affectés. La rapidité avec laquelle ces spasmes succédaient à l'invasion, ainsi que leur violence, et spécialement quand ils s'attaquaient aux muscles de l'abdomen et du thorax, dénotaient en général l'étendue du danger. L'affection n'est point, comme dans le *tetanos*, bornée à un seul muscle ou à une classe de muscles seulement. Elle n'occasionne point non plus de mouvements ni de secousses dans les membres, comme dans le spasme clonique. C'est une crampe fixe dans le ventre des muscles, qui se ramasse comme un nœud serré, avec une douleur atroce. Dans une minute ou deux, la contraction se relâche, se renouvelle encore, ou passe à d'autres muscles, laissant à peine un instant de repos au malheureux patient; et finalement elle gagne d'un plan de muscles à un autre, des muscles des extrémités inférieures à ceux des extrémités supérieures, laissant libres les premières parties affectées. Les malades se plaignent beaucoup du mal que leur causent les crampes; ils s'imaginent obtenir quelque soulagement par le frottement de la partie affectée, et supplient leurs camarades de les frotter de toutes leurs forces. A mesure que la maladie fait des progrès, la figure devient de plus en plus pâle, défaite et abattue, les yeux s'enfoncent, s'éteignent et s'entourent d'un cercle livide. Le pouls s'affaiblit de plus en plus, et quelquefois s'efface tellement, que deux ou trois heures après l'apparition des spasmes, il est impossible de le trouver au poignet. Mais tout le temps qu'il se fait sentir, on y remarque peu d'altération quant à le fréquence. Si le spasme venait à se suspendre, le pouls remontait quelquefois un peu, et la figure prenait un meilleur aspect. La langue était généralement blanche et plus ou moins muqueuse à la base. Les malades avaient une grande soif, ou plutôt un désir immodéré de boisson froide. Dans toute la durée de la maladie on n'observait ni maux de tête, ni affection du *sensorium commune*. »

« Le froid des extrémités, qui se faisait remarquer dès le début de la maladie, allait en croissant et s'étendait sur tout le corps, mais sans aucune *moiteur* à la peau, jusqu'à ce que la violence de la douleur et du spasme exprimât une sueur gluante, qui ne tardait pas à devenir excessive. Les mains commençaient alors à avoir un aspect frappant et singulier. Les ongles et les doigts devenaient livides et recourbés en dedans, la peau de la paume était blanche, plissée et ridée, comme si elle avait trempé long-temps dans l'eau froide. C'était sans doute l'effet de la sueur froide excessive, qui est un des symptômes les plus pernicieux et les plus funestes, à cause du double effet qu'elle a, dans un tel climat, d'épuiser les forces et de soustraire la chaleur à tout le système. Dans quelques-uns des cas présents, et par la suite dans plusieurs autres nous avons vu des malades réchapper de l'affection spasmodique au plus haut degré, et alors même que le pouls était demeuré des heures entières imperceptible au poignet, et que le corps avait été frappé d'un froid universel ; mais aucun de ceux qui éprouvaient ces sueurs excessives et gluantes, et dont les mains avaient offert l'apparence ci-dessus n'a pu se rétablir : tous ont succombé. »

« Pendant tout ce temps les selles continuaient d'être fréquentes et ne faisaient voir qu'une matière claire et aqueuse, ou que du mucus. Chez quelques-uns l'estomac devenait à la fin si irritable qu'il ne pouvait plus rien garder. Tout ce que le malade buvait était immédiatement rejeté sans contractions et sans efforts ; le visage et les extrémités devenaient livides ; les battements du cœur plus vifs, plus fréquents et plus faibles, la respiration commençait à se faire d'une manière laborieuse et haletante ; et finalement toutes les facultés vitales tombaient dans un affaissement si subit et si considérable, que bientôt il n'y avait plus moyen d'espérer de guérison. Le malade après l'apparition des spasmes demeurait dans cette progression de symptômes depuis trois jusqu'à cinq et six heures, rarement plus long-temps. Les spasmes commençaient alors à diminuer; mais il y avait plus d'angoisse intérieure, une jactation continuelle, une respiration difficile et pantelante provenant de l'affaiblissement des organes respiratoires, car il n'y avait aucun signe d'oppression ou d'effusion sur les poumons : les battements du cœur tant qu'ils étaient perceptibles devenaient de plus en plus vifs et irréguliers, jusqu'à ce qu'enfin la mort vînt délivrer le malheureux patient d'un combat si pénible. Quelque temps avant que la mort survînt, les spasmes diminuaient par degrés et cessaient entièrement de torturer les malades, qui conservaient tellement la jouissance de leurs facultés intellectuelles, qu'ils ne discontinuaient point de s'entretenir sensément avec leurs camarades jusqu'au dernier moment de leur vie, et alors même qu'il y avait déjà long-temps que le corps était complétement froid, et que les battements du cœur avaient cessé de se faire sentir. »

« Vers la mi-juillet 1782, je pris le service de l'hopital de Madras. Là encore j'eus occasion de voir un bien plus grand nombre de cas du Mort-de-chim. La maladie fut fréquente sur la flotte dans le mois d'août et au commencement de septembre, saison où les vents de terre dominent sur la côte. Après la mousson nous eûmes quelques cas à l'hopital, sur la fin d'octobre et en novembre ; mais peu en comparaison des autres époques. »

Aussi par Girldleston.

Ainsi quoiqu'il paraisse que le Cholera n'ait eu qu'un règne borné dans l'hopital de la marine de Madras, en octobre 1782, il exerça cependant une influence beaucoup plus sévère, à la même époque, sur les troupes nouvellement arrivées d'Angleterre, ainsi que le rapporte Girldleston, dans son essai sur les affections spasmodiques de l'Inde. Il observe que les spasmes furent la première maladie qui parut parmi les troupes débarquées à Madras, en octobre 1782, sous le commandement du major-général sir John Burgoyne. Plus de cinquante hommes de ces troupes fraîches en furent emportés dans les trois premiers jours qui suivirent leur débarquement dans ce pays; et en moins d'un mois, il y en avait eu au-delà de mille atteints de la maladie.

Les premiers symptômes que l'on observa communément étaient le refroidissement de toute la surface du corps, spécialement des mains, la faiblesse du pouls, les contractions spasmodiques des extrémités inférieures s'étendant bientôt aux muscles de l'abdomen, du diaphragme et des côtes. A mesure que les spasmes gagnaient, on voyait les muscles prendre la rigidité des cartilages, obligeant quelquefois le corps à rester étendu sans mouvement, d'autres fois courbant le tronc en avant dans toute sa longueur, et l'inclinant d'autres fois, quoique plus rarement, en arrière. Généralement les parties où les spasmes avaient débuté demeuraient roides, mais celles qui en étaient attaquées postérieurement avaient des intermissions momentanées de contraction, ce qui procurait aux malheureux malades quelques intervalles de soulagement à des douleurs atroces; alors les pieds et les mains devenaient communément comme bouillis, avec une sueur froide, les ongles livides, le pouls plus faible et fréquent, et l'haleine si condensée qu'on pouvait la voir et palper sortant de la bouche sous la forme d'un courant de vapeurs froides chassées à une distance assez considérable. La soif était inextinguible, la langue blanchâtre, mais jamais sèche. Les vomissements devenaient presque continuels ; les spasmes, les sueurs froides et la soif croissaient avec les vomissements; et si ces derniers n'étaient pas réprimés, ils mettaient bientôt fin à l'existence des malades. Telles étaient le plus communément la marche et la succession des phénomènes; mais souvent ils se pressaient si rapidement dans leur attaque, qu'on eût dit qu'ils s'unissaient tous pour saisir le malade au même instant. »

« Chez un petit nombre les extrémités conservaient de la chaleur; chez d'autres aussi les spasmes n'étaient que cloniques ou convulsifs. Quelques-uns succombaient dès la première heure de l'attaque, d'autres vivaient un jour ou deux avec des rémissions. Quand ils mouraient, c'était ou d'un spasme universel, ou d'une apoplexie. A l'ouverture des cadavres, il a paru que ni le cerveau, ni le foie, ni la vésicule du fiel, ni l'estomac, ni le cœur n'avaient souffert. Le pronostic de cette maladie se tire avec plus de certitude de l'état de chaleur ou de froid des extrémités, que de l'universalité des spasmes ou de la fréquence du pouls ou de sa consistance. Ainsi quelque universels que fussent les spasmes, si la chaleur se maintenait aux extrémités, il n'y avait pas de danger immédiat; tandis qu'au contraire il y avait tout à craindre quand le froid était de la partie, quoique les spasmes ne fussent presque rien. »

Girldleston, comme Bontius, traite des spasmes

comme d'une maladie idiopatique. Cependant il est clair, d'après les observations relatives au pronostic, que les spasmes n'étaient qu'un symptôme, et encore qu'un symptôme secondaire. Il n'a pas fait mention de la diarrhée; et d'après la manière accidentelle dont il parle du vomissement, il reste à savoir si c'est par inadvertance qu'il a omis de parler des selles, ou si réellement elles n'avaient pas lieu, ainsi qu'on l'a observé bien des fois dans des occasions plus récentes. On suppose en conséquence que le spasme décrit par Girldleston était effectivement le Cholera spasmodique, ou Mort-de-chim de Curtis.

On a aussi noté dans le rapport du Bengale, qu'au mois d'avril 1783, le Cholera fit périr plus de 20,000 personnes qui s'étaient rassemblées à Hudwar pour une fête; mais on dit en même temps qu'il ne s'étendit point dans le voisinage. Toutes ces autorités sembleraient en conséquence établir comme un fait la prédominance du Cholera dans l'Inde, et spécialement la continuité de son règne pendant toute la période de 1769, 1770 à 1787, époque à laquelle nous trouvons, dans les registres de notre bureau, la première mention de cette maladie tirée des pièces que nous allons maintenant examiner.

Compte rendu de la maladie par le docteur Duffin,

Dans une lettre datée du 28 octobre 1787, le docteur Duffin dit : « Je revins hier d'Arcot, où j'ai eu occasion de voir dans quelle situation étaient les malades. Le Cholera-Morbus règne d'une manière violente avec tous les symptômes de la putridité, et marche si rapidement, que grand nombre de nos hommes sont enlevés en douze heures de maladie. » Le docteur Duffin a considéré la maladie comme dépendant d'une bile putride; il a recommandé l'huile de ricin, la chaleur extérieure, les frictions; et à l'intérieur, des boissons cordiales, chaudes, comme la méthode de traitement qui lui avait réussi. Dans une lettre subséquente du 3 novembre, il entre dans un plus grand détail sur la nature de la maladie. « Les symptômes, dit-il, étaient assez généralement les mêmes chez tous ceux que j'ai vus; seulement la violence des spasmes était plus grande suivant la contexture fibreuse des malades et l'abondance de la matière putride dans les premières voies. Communément ils étaient pris de nausées, de froids et de chauds fréquents, de sécheresse à la peau, d'engourdissement, et d'une sensation extraordinaire, comme ils l'appelaient, dans différentes parties du corps. Ensuite, survenaient les sueurs froides, de fortes tranchées, et la plupart du temps, des évacuations d'un amas bilieux ayant souvent l'apparence de la levure de bière, lui ressemblant assez pour la couleur, et exhalant une odeur fétide et choquante; des efforts pour vomir,

à Vellore, en 1787.

souvent des vomissements bilieux ; d'autres fois le simple rejet des liquides pris en boisson, une soif intense ; un poids à la région précordiale, avec difficulté de respirer. Les spasmes paraissent très-fréquemment dès le début, quoiqu'il arrive aussi quelquefois qu'ils ne surviennent que dans le progrès de la maladie ; pour lors, ils affectent généralement les extrémités inférieures, ensuite les muscles abdominaux, et tout le système finit par être agité de convulsions. Dès le commencement, le pouls fléchit, et parfois échappe presque entièrement sous les doigts ; les sueurs sont abondantes, froides et visqueuses ; une teinte pâle s'étend sur tout le corps, la figure est sombre, les yeux caves, la voix à peine intelligible, une grande déjection. La langue se conserve communément humide jusque vers la fin de la maladie, qu'elle devient sèche et sale, avec une haleine puante. L'urine est généralement pâle et en petite quantité. »

Il est à remarquer qu'à l'époque dont il est question, le docteur Duffin était stationné à Vellore, 14 milles environ d'Arcot, et qu'il n'a pu établir sa description du Cholera sur aucune observation étendue des cas existants dans la dernière station, puisqu'il n'y avait fait qu'une courte visite. Il y a donc lieu de soupçonner qu'il a bien pu décrire en partie ce qu'il avait vu à Arcot, et en partie ce qu'il avait plus suivi à Vellore, où le Cholera régnait alors, mais dans un degré beaucoup moins dangereux. La confiance avec laquelle il parle de la nature bilieuse des matières contenues dans les premières voies, et le succès de l'huile de ricin dans le traitement de la maladie, peuvent nous autoriser à croire qu'à Vellore il avait effectivement à combattre le plus souvent le Cholera-Morbus proprement dit, et non le Cholera épidémique ou spasmodique. Cette supposition est appuyée en outre par la comparaison des états de mouvement des hopitaux, qui dans cette circonstance se trouvent un peu mieux soignés et moins imparfaits, qu'ils ne l'étaient communément à cette époque éloignée.

On voit que, pendant le mois d'octobre 1787, vingt-deux européens et deux naturels furent reçus à l'hopital de Vellore, atteints du Cholera-Morbus, mais l'on ne peut vérifier s'il mourut quelqu'un d'eux, les états de ce temps ne faisant point connaître la maladie dont chacun mourait. Cependant, il reste prouvé que pendant ce mois, il ne mourut à Vellore que deux européens et point de naturels, n'importe de quelle maladie. A Arcot, au contraire, les états portent vingt-cinq européens entrés à l'hopital, en octobre 1787, sous le titre de Cholera-Morbus. Il n'y est fait mention d'aucun indigène; et, parmi les morts,

6

figurent vingt-cinq européens, nombre qui approche beaucoup de celui des morts que le docteur Davis attribue positivement au Cholera-Morbus seul. En novembre, on trouve entrés à Vellore sous le titre de Cholera-Morbus quarante-cinq européens et un naturel; il ne mourut dans ce mois à Vellore qu'un européen seulement. Dans le même mois, les états portent à Arcot dix-sept européens atteints du Cholera-Morbus. Il ne mourut qu'un seul individu en tout : mais pendant ce mois il paraît que la maladie attaqua légèrement les naturels, douze, dont un périt, ayant été portés sur les états. Il y avait alors en garnison dans ce lieu quatre régiments de cavalerie Indienne. Il est donc assez naturel de conclure que la maladie qui régnait à Arcot, et décrite par le docteur Davis comme « une affection spasmodique du système nerveux, » n'était point, en général, la même que celle qui dominait à Vellore, à moins que l'on n'attribue à l'huile de ricin une vertu qu'il est bien difficile de lui supposer.

Relation de la maladie d'Arcot, en 1787, par le docteur Davis.

M. Davis, membre du bureau de l'hopital, fut, à ce qu'il paraît, député de Madras pour rechercher quelle était la nature de la maladie qui régnait à Arcot. Dans le rapport adressé au Bureau, qui est daté du 29 novembre 1787, il s'exprime ainsi : « Je trouvai dans l'hopital, dit Epidémique, trois maladies différentes : des malades atteints de Cholera-Morbus, une fièvre inflammatoire avec des crampes universelles, et une affection spasmodique du système nerveux, distincte du Cholera-Morbus. J'appris par le chirurgien du régiment que *la dernière de ces maladies avait été funeste à tous ceux qui en avaient été atteints*, et qu'il avait déjà perdu en peu de jours vingt-sept hommes de son régiment. On me fit voir alors cinq malades chez qui l'on trouvait à peine un signe de circulation; les yeux étaient très-enfoncés dans les orbites, les mâchoires en apparence serrées, le corps froid partout, excepté à la région précordiale, et les extrémités livides. M. Pringle observa que ces malades avaient été attaqués le 26 octobre, que M. Duffin les avait vus, et avait recommandé de leur donner l'huile de ricin, etc. »

Il continue : « Trouvant que le jour de l'attaque le rectum s'était évacué de ce qu'il contenait, dans les efforts que les malades faisaient pour vomir, sans rien ramener par en haut, j'ordonnai à chacun d'eux un lavement stimulant, qui produisit une abondante évacuation de matières fécales, sans aucune indication bilieuse quelconque. » Après avoir prescrit quelques remèdes anti-spasmodiques, il reprend: « de tout quoi j'eus le plaisir d'observer que dans vingt-quatre heures après ma première visite, les spasmes s'étaient entièrement apaisés, la voix des malades, qui pendant tout le temps avait été si éteinte qu'on ne pouvait l'entendre, était revenue presque à son état naturel, le pouls auparavant imperceptible battait plein et égal. » Ayant ordonné quelques purgatifs carminatifs, il observe qu'il avait suivi l'opération de ces divers remèdes, et qu'il n'avait pu découvrir dans tout le système rien qui indiquât la bile.

Deux des cinq malades étant morts en quelques minutes, après avoir été retirés d'un bain chaud, à l'ouverture des cadavres on trouva le duodénum distendu par un air putride, les autres intestins vides, excepté le colon et le rectum, ce dernier contenant des matières fécales dures; tous les viscères sains; la vésicule du fiel distendue, mais sans altération.

M. Davis ne traite pas autrement des symptômes « de la fièvre inflammatoire avec de fortes crampes, » qu'en disant que les malades se plaignaient d'avoir l'abdomen tendu avec constipation. Le Cholera-Morbus se distinguait par les spasmes de la région précordiale, les crampes des extrémités, accompagnées d'une lienterie bilieuse, et d'une abondante évacuation par haut d'une bile verte, jaune et brune. On reçut dans l'hopital, pendant sa résidence à Arcot, soixante sujets atteints des trois espèces de maladies ci-dessus. Il n'en mourut que deux ou trois. On donne un cas d'ouverture de cadavre, où l'on rapporte que la vessie urinaire se trouva singulièrement contractée, n'excédant pas la grosseur d'une bonne noix muscade, mais sans inflammation et sans autre altération apparente que son état de contraction.

Rapport sur le Cholera, à Arcot et à Trincomallee, par M. Thompson.

M. Thompson, chirurgien, qui fut envoyé à Arcot en même temps que M. Davis, remarque que cette maladie est exactement la même que celle qui avait régné à Trincomallee, dans les mois d'avril et mai 1772, la température étant très-chaude et froide, par des vents de terre qui portaient jusqu'à quelques lieues en mer. « Le temps, dit-il, est absolument le même que j'ai éprouvé à Trincomallee. » M. Thompson donne aussi le détail d'une ouverture de cadavre, chez lequel on trouva « la vésicule du fiel très-distendue, paraissant déborder le foie de quelques pouces, et contenant environ six onces de bile. On ne découvrait aucune marque de putrescence sur aucun des viscères abdominaux. La vessie urinaire était entièrement vide et réduite au volume d'une noix ordinaire. L'estomac et le duodénum ne contenaient point de bile, et nulle trace d'inflammation sur aucune partie du tube intestinal ou du péritoine. »

Pour les personnes familières avec la marche du

Cholera, dans ces dernières années, il n'est pas très-difficile de concevoir et de réconcilier ensemble les oppositions apparentes que l'on rencontre dans les rapports ci-dessus. Il semblerait qu'on a rencontré plusieurs exemples du Cholera ordinaire à Arcot aussi bien qu'à Vellore, où l'on a conjecturé que cette forme de la maladie avait spécialement prévalu. Dans quelques cas, la maladie a commencé avec un degré d'excitement fébrile, circonstance que l'on a parfois observée dans l'épidémie actuelle, ou peut-être pourrait-on rapporter ces cas à l'espèce d'affection fébrile avec crampes, dont nous avons une histoire séparée par M. Anderson, qui observa cette maladie à Ellore, en 1794, et qui l'appela « Causus. » Enfin, la maladie que M. Davis caractérise comme une affection spasmodique du système nerveux, distincte du Cholera-Morbus, était sans doute celle-là même qui se présente sous une forme si dangereuse et avec une si grande prostration de forces, et que nous n'avons que trop appris à connaître, ces derniers temps.

On serait porté à croire que la maladie avait perdu de sa violence, à l'époque où M. Davis arriva à Arcot; car on croit que les cinq cas avec prostration de forces, qu'il rencontra d'abord, avaient traîné du 26 au 29, et que peu des attaques suivantes eurent une issue funeste; ce qui est tout-à-fait analogue à ce que nous voyons présentement. D'après la disette de nos renseignements, il n'est pas aisé de décider si dans cette épidémie les intestins étaient en général moins affectés, ou si les moyens employés et la prolongation de la maladie à trois jours, avaient donné lieu, dans les cas en question, à la formation de matières fécales, et à leur accumulation dans les gros intestins. Mais, s'il pouvait rester encore douteux que les cas rapportés fussent des Cholera tels que ceux dont nous avons été les témoins, le témoignage de M. Thompson, par rapport à leur identité, devient concluant, si l'on admet que le Mort-de-chim de Curtis, qu'il assure avoir régné à Trincomallee, à l'époque mentionnée par M. Thompson, était réellement le Cholera.

Le Cholera observé en 1790, dans les Circars du Nord.

On trouve dans le rapport de Calcutta, qu'aux mois de mars, avril, mai et juin 1790, le Cholera régna de nouveau et fit de grands ravages dans le détachement des troupes du Bengale, qui était en marche à travers les Circars septentrionaux. La maladie est caractérisée précisément par les mêmes symptômes qui ont distingué la dernière épidémie. Elle commençait par une douleur et un spasme violent de l'estomac et des entrailles, qui étaient suivis de selles, de vomissements et de tous les signes d'une débilité extrême.

Mentionné par le docteur

Le dernier récit que nous ayons du Cholera se

James Johnston. trouve dans l'ouvrage du docteur Jonhston sur les maladies des tropiques. Il ne paraît pas dans cet ouvrage que le Cholera fût pour lors épidémique ; mais on le rencontrait assez fréquemment tant à terre qu'à bord des vaisseaux, principalement dans le voisinage de Trincomallee. La date précise n'est pas indiquée : on présume cependant que c'était à peu près en 1804. Le docteur Johnston ne détaille point les symptômes avec une grande exactitude, se contentant de ceux qui se sont présentés dans un ou deux cas, et renvoyant généralemcnt à la description que Curtis a donnée de la maladie, ce qui est une preuve satisfaisante que c'était la même. Un matelot, en s'éveillant après une débauche, vint sur le pont, et s'y rendormit pendant la fraîcheur de la nuit. Vers quatre heures du matin, il se réveilla en tremblant et quitta le pont. Mais il fut aussitôt pris d'évacuations fréquentes et de tranchécs. Ses selles consistaient en mucus et en glaires. Les nausées et les efforts pour vomir succédèrent ; il ne rejetait rien que des phlegmes, ou que ce qui était contenu dans l'estomac. Le pouls était alors petit, vif et concentré, la peau sèche, mais sans chaleur. Sur les huit heures du matin, il commença à éprouver des spasmes en différentes parties du corps, qui s'emparèrent bientôt des muscles de l'abdomen, et le jetèrent dans de grandes souffrances. Pendant ses paroxismes, une sueur d'expression froide et gluante paraissait de temps en temps, spécialement sur la face et sur la poitrine. Alors les extrémités devinrent froides, les traits retirés, et l'estomac rejetait tout ce que le malade prenait, boissons comme médicaments. Pendant tout ce temps, l'abdomen et l'épigastre étaient distendus et durs, avec des selles aqueuses continuelles et un tenesme douloureux. A dix heures, le pouls était à peine sensible, la respiration oppressée et laborieuse, les yeux enfoncés et la figure exprimant une angoisse extrême à l'intérieur; les extrémités étaient froides, ridées, couvertes d'une sueur gluante. La violence des spasmes commença pour lors à diminuer, et à onze heures, c'est-à-dire sept heures après l'invasion, la mort vint le délivrer de ses tourments. « Cette description peut servir de modèle de la plus maligne espèce de la maladie terrible, que l'on a nommée *Mort-de-Chim.* »

On présume que le Cholera s'est montré plusieurs fois depuis 1708.

Depuis que le Cholera est devenu familier ici aux anciens praticiens, plusieurs d'entre eux, et peut-être tous, se rappellent avoir rencontré des cas isolés de cette maladie, aussi bien que d'indispositions subites et souvent fatales, qu'ils ne pouvaient pas bien connaître au moment même, et qui, par conséquent, ne laissaient pas que de les embarrasser beaucoup. Différents praticiens auront sans doute attribué ces affections à diverses causes, et les auront classées sous diverses dénominations de maladies, suivant les états divers dans lesquels ils auront vu les malades; peut-être même que quelques-uns de ces cas auront été regardés simplement comme des anomalies du Cholera-Morbus ordinaire; mais l'expérience récente a généralement conduit à penser que tous ces exemples étaient effectivement des cas de Cholera spasmodique. Les registres du Bureau-Médical ne fournissent aucune lumière à ce sujet. Il est pourtant bien probable que le nombre de ceux qui sont entrés à l'hopital atteints de la maladie dont il est question, n'a pu être très-considérable sans attirer l'attention. Peut-être pourrait-on s'imaginer que la nécessité de classer les cas dans les rapports officiels aurait conduit à les découvrir par la simple inspection de ces documents. Mais dans l'absence de toute distribution nosologique qui distinguait les rapports de ces temps-là, il y aurait bien de la difficulté à pouvoir les employer.

Décrit par M John Wylie, en 1814.

Les cas de Cholera spasmodique sporadiques ont dû naturellement faire naître le soupçon que quelque substance vénéneuse avait été avalée; ce que d'autres circonstances contribueraient assez à rendre plausible; car il est notoire que les naturels du pays préparent et vendent en cachette aux soldats européens des liqueurs enivrantes, qui contiennent les substances les plus délétères, et qui fréquemment produisent des effets funestes sur ceux qui en usent. Les symptômes qui accompagnent ces sortes de cas sont communément très-irréguliers et très-embarrassants. Quoiqu'aussi les naturels soient moins sujets à se livrer aux excès des liqueurs spiritueuses, ils ne sont pas cependant exempts de tout reproche à cet égard, et le soupçon d'un poison avalé serait d'autant plus excusable dans les cas qui les concernent, que de pareils événements ne sont pas inconnus parmi eux, et que nous ignorons la nature des poisons qu'ils emploient.

On doit néanmoins convenir que les rapports contiennent très-peu de cas, soit de morts subites, soit d'empoisonnements ou de Cholera ; mais nous ferons voir à l'instant qu'on n'en peut tirer aucune conclusion positive contre l'existence du Cholera spasmodique antérieurement à 1818, époque à laquelle il a régné épidémiquement dans ces contrées ; et qu'au moins quelques-uns des cas désignés sous le nom de Cholera, dans les temps qui ont précédé, étaient bien évidemment de l'espèce spasmodique. M. John Wyllie, dans son rapport du 20 juillet 1818, fait les remarques suivantes : « Avant que de conclure je crois convenable d'ajouter que quoiqu'avant cette dernière circonstance je n'aie jamais vu cette même maladie régner épidémiquement, j'en ai cependant, à diverses époques, rencontré des cas isolés de l'espèce la plus grave; et je me trompe fort si je n'en ai pas consigné deux exemples particuliers dans mon journal du 1er bataillon du 24e régiment pour le mois de juin 1814, sous les noms de Paramutte et de Madaramoola Sipays. » En recourant à ces deux cas qui ont été conservés, la conjecture de M. Wyllie se trouve pleinement justifiée; voici comme le premier cas est décrit : « Jaulnah, 19 juin 1814, deux heures et demie après midi : Il est dans un état d'épuisement extrême, incapable de se mouvoir ou de parler, les traits retirés, les yeux caves, à demi-ouverts et hébétés; la figure couverte d'une sueur froide, le pouls déprimé, la peau froide; a vomi et purgé très-fréquemment depuis sept heures du matin, et a eu toute la journée d'hier une diarrhée séreuse. A trois heures après midi, il est grandement tourmenté de douleurs de crampe aiguë aux cuisses et aux jambes; à neuf heures du soir se plaint de soif, la langue humide. Le 20, il continue d'être très-abattu; la physionomie a toujours un aspect lugubre. Copieuses évacuations alvines, seulement de glaires couleur gris-cendré.

Le malade se rétablit. » Le second cas date du 24 juin, sept heures du matin. « Il est dans une grande souffrance par de violentes douleurs de crampe dans les muscles des extrémités supérieures et inférieures, particulièrement dans les doigts. Il y a une grande prostration de forces, l'aspect lugubre, la surface du corps froide, le pouls effacé, beaucoup de soif; depuis une heure du matin, il a eu une copieuse évacuation de matières aqueuses par les selles. Il attribue son mal à s'être couché la nuit dernière sur un terrain humide pendant qu'il était de garde, et à avoir dormi en plein air. A neuf heures le pouls à peine sensible. A deux heures après midi, un léger vertige, les yeux rouges, il dit qu'il a grand appétit. A six heures du soir une abondante évacuation de matière aqueuse blanche. Cet homme guérit aussi, et tous deux furent traités par l'opium et les stimulants volatils. »

Aussi par Cruickshanks, en 1814.

Une autre mention accidentelle du Cholera a fait connaître que, dans le même temps cette maladie avait régné dans une étendue remarquable, et presque dans le voisinage des deux exemples précédents. Dans un rapport du 1er septembre 1819, feu M. J. J. Duncan, après quelques observations préliminaires sur les avantages comparatifs de l'application extérieure de la chaleur sèche et humide, poursuit ainsi : « Au mois de

du camp, ne différaient en aucune sorte des cas les plus fâcheux de l'affection si bien connue depuis, sous le nom de Cholera spasmodique. Cependant je n'ai adopté ce nom ni dans mes rapports publics, ni dans les notes que je recueillies alors. J'ai été principalement dirigé en cela, en faisant attention que les matières évacuées par haut et par bas, que l'on prétend être de nature bilieuse dans le Cholera, étaient dans ces cas-ci aqueuses et muqueuses. Il était en outre évident que la méthode délayante, recommandée pour le traitement du Cholera, n'était nullement applicable à la maladie que j'avais à combattre. Je continuai en conséquence d'employer dans mes rapports les termes *de mal d'entrailles;* parce qu'en venant rejoindre le corps, je les trouvai en usage dans les registres de l'hopital, et parce que s'ils ne donnaient pas une idée très-précise de la maladie qu'ils étaient destinés à désigner, du moins offraient-ils une dénomination qui ne pouvait faire naître aucune impression erronée. »

Ce papier de M. Cruickshanks est d'une grande importance, d'autant mieux qu'il prouve évidemment et que le Cholera existait à un degré que l'on n'avait pas encore soupçonné jusqu'ici de s'être montré à une date si rapprochée ; et que dans ces circonstances-là même, on n'en avait conservé nulles traces sur les registres publics;

car si nous n'avions pas été conduits par la remarque de M. Duncan, faite cinq ans après l'événement, et si nous n'avions pas eu la ressource de recourir heureusement à M. Cruickshanks, les rapports médicaux du Corps ne nous auraient jamais procuré la connaissance de ce fait. D'après cela, ainsi qu'on l'a déjà observé, quoiqu'à des époques antérieures les états de malades fassent rarement mention du Cholera, l'on n'est nullement autorisé à en tirer la conséquence qu'il n'a point existé alors.

Ce même papier est encore précieux en ce qu'il fait voir que, dans cette occasion, le Cholera parut avec un de ces traits particuliers et inexplicables que nous avons vu fréquemment dans ces temps-ci; en effet, après l'énumération de diverses vicissitudes remarquables de l'atmosphère, des changements de nourriture et de plusieurs autres causes éloignées prédisposantes et occasionnelles de la maladie auxquelles la brigade avait été exposée, M. Cruickshanks en vient à la remarque que voici : « Les naturels eux-mêmes, dit-il, n'attribuaient point la maladie ni la mortalité qui sévissaient à aucune des causes dont j'ai fait l'énumération; et en faisant attention que des deux bataillons composant la brigade, tous deux exposés à l'influence des mêmes causes, *un seul* a souffert de l'épidémie, *l'ho-*

pital du 5e Indien n'offrant pas un seul cas de maladie analogue, on ne peut s'empêcher de regarder les causes alléguées que comme éloignées et prédisposantes ; et il faut chercher la cause déterminante dans une influence quelconque qui a agi exclusivement sur l'un des bataillons. Nous aurons occasion de revenir, dans la suite, sur ce fait particulier. L'on n'en fait mention à présent que pour faire voir que dès-lors même le Cholera avait manifesté une de ses particularités les plus remarquables, savoir que de deux corps de troupes en apparence sous l'empire des mêmes circonstances, l'un est victime de la maladie, tandis que l'autre n'en est pas atteint. »

M. Hay le regarde comme endémique à Travancore.

Par les extraits ci-dessous des rapports de M. Hay, chirurgien en chef, il paraîtrait aussi que le Cholera, sous une forme absolument semblable à celle du Cholera spasmodique ou épidémique, est endémique dans le pays de Travancore ; et qu'il a regardé la maladie qui s'y est montrée, en octobre 1818, comme cette endémie, plutôt que comme l'épidémie, dont il contemplait les approches du côté du Nord. M. Hay écrit, à la date du 19 novembre 1818 : « J'ai le bonheur d'annoncer que le Cholera spasmodique se ralentit; les sept derniers jours n'ont donné que trente-six malades à Quilon, et pendant ce temps il n'y a point eu d'accident. Mais les Vythians, (1) qui viennent de la campagne pour chercher des instructions et des remèdes, annoncent la mort de presque tous ceux qui sont attaqués. » Après avoir accusé la réception de quelques médicaments, il continue ainsi : « Je compte pouvoir faire une noble résistance à l'*épidémie*, quand elle viendra à paraître. La maladie que j'ai eue récemment à combattre ici n'est autre chose, suivant moi, que le Veshoo-ugeka ou Neer-Comben *endémique*, sinon des Malabars, du moins bien certainement des Travancorians, qui est parfaitement connu de tous ici, commettant fréquemment de grands ravages, et quelquefois, comme il y a vingt-trois ans, désolant tout le pays. On dit qu'ils en mouraient alors par milliers. Les Vythians s'enfuyaient comme de la peste ; et à moins d'être promptement secouru, personne n'en réchappait. La description du Veshoo-ugeka cadre en tous points avec celle du Cholera spasmodique, et soit que l'épidémie nous atteigne ou non, le pays n'en aura pas moins lieu d'être reconnaissant pour les instructions et les remèdes, qu'il n'aurait probablement pas eu l'avantage d'obtenir,

---

(1) Médecins du pays.

si l'on n'avait pas craint l'invasion dangereuse de l'épidémie. En mai dernier, il mourut cent personnes de ce Veshoo-ugeka (air empoisonné) à Trevanderan, la capitale. Les aides de M. Provan virent quelques-uns des domestiques du palais, qu'ils sauvèrent. Mais dans les villages d'alentour, où l'on ne porta point de secours, ils moururent tous, jusqu'au dernier. » M. Hay écrit encore le 24 décembre 1818 : « Le Neer-Comben, qui signifie débordement d'eau par les selles, effet de la maladie, et son synonime Veshoo-Ugeka, air empoisonné, cause présumée, qui sont les désignations vulgaires et scientifiques de notre Cholera spasmodique actuel, a été très-fréquent parmi les soldats, leurs familles et les gens de leur suite. A Quilon, j'en ai traité plus de 120 du Cholera épidémique, et un nombre d'habitants bien plus considérables, toujours avec un plein succès, quand on appelait du secours dans les six premières heures. L'usage des remèdes que j'ai distribués sur toute la campagne, en a aussi sauvé par centaines. Cela semble extraordinaire; car il faut se rappeler que *l'endémie*, autant que les rapports qui me sont faits l'ont fait connaître, s'est renfermée principalement dans les parties centrales de la côte de Travancore et lieux *tout-à-fait adjacents* : et c'est de cette endémie que je parle. Mais l'épidémie s'étend aussi maintenant avec rapidité dans la direction du sud.

Elle a déjà fourni à M. Mather, quelques centaines de malades à Cochin, et à Aleppy; il tombe environ trente individus malades par jour. A mesure qu'elle se rapproche de nous, je crains que la mortalité n'augmente beaucoup; car, quoiqu'on ait distribué des remèdes avec d'amples instructions à 140 Vythians et autres, dans les campagnes, cependant d'après l'expérience journalière que j'ai de leur négligence habituelle, j'ai bien peur qu'au jour de l'apparition et de l'épreuve, les malades ne soient que trop souvent abandonnés à leur malheureux sort, sans remèdes et sans secours.» M. Hay compte que dans quelques villages où l'on n'avait aucun secours de la médecine, il mourait de l'endémie, trois, quatre, et jusqu'à dix individus par jour; et parlant du zèle des Vythians, il fait la remarque que « lorsque la même maladie, le Cholera spasmodique, régnait *épidémiquement* ici, il y a 34 ans, ils abandonnèrent leur emploi dans la persuasion que la maladie était contagieuse, puisque beaucoup périssaient, et plusieurs dans une seule famille.

On ne saurait douter que la maladie que l'on vient de décrire ici comme endémique, ne soit dans le fait le Cholera épidemique d'autres parties. Il ne se manifesta point ensuite à Quilon, par une marche régulière en partant de Cochin et d'Aleppy, ainsi que semblait l'attendre le chirurgien en chef. Ce ne fut qu'en juillet et août suivant, qu'il y parut. La marche du Cholera comme épidémie, le long de la côte occidentale, fut cependant beaucoup moins régulière que dans les autres directions, ce qu'il faut peut-être attribuer en partie à quelques particularités de cette côte, et en partie à ce que la maladie était à quelque degré endémique ; ce qui pouvait non-seulement accélérer la marche et l'invasion d'une épidémie de même nature, mais encore rendre plus difficile de constater la date précise de son apparition. M. Hay observe dans sa première lettre que le Cholera causa de grands ravages dans le pays de Travancore, il y a 25 ans ; et dans la seconde lettre, qu'il était épidémique, il y a 34 ans. Chacune de ces lettres supposant qu'il n'a été question que d'une seule apparition à chaque fois, il en résulterait que le Cholera a existé épidémiquement à une époque bien plus reculée que 1787, et par conséquent antérieure à l'événement du 1er bataillon du 9e régiment : et il résulte de toute la dépêche, que dans aucun temps la maladie n'a été rare dans cette contrée. On connaît encore à Travancore une maladie très-mortelle que les naturels appellent le mal des yeux rouges ; et qui est évidemment une modification du Cholera. M. Duncan, le chirurgien inspecteur, rapporte aussi que les habitants de Bellary connaissent cette maladie, et lui ont appris qu'elle a régné avec une violence terrible, environ trente ans auparavant. Il y eut à la suite une famine, les terres n'ayant pu être cultivées faute d'habitants.

Il eût été bien important et en même temps bien satisfaisant de pouvoir, sur la foi d'états réguliers du nombre des malades, constater avec précision jusqu'à quel point le Cholera avait prédominé dans l'armée, aux époques où, d'après les autorités ci-dessus mentionnées, il paraît avoir exercé ses ravages sur la côte. Mais les registres du Bureau-Médical, ne remontent pas plus haut que 1786, temps où l'on établit pour la première fois un bureau d'hopital. On a consulté les tables de malades depuis cette date jusqu'à 1802; et encore ne sont-elles pas dans un ordre très-régulier: l'on a consulté de même celles de 1802 à 1815; et il paraît qu'en 1787, 1788 et 1789, le Cholera régnait à Arcot et à Vellore. Il s'en est offert peu de cas après 1789; mais il y a toujous une grande variation dans les nombres, d'année à année, comme on peut le voir dans la note (1).

---

(1) 1787 - 130. 1789 - 34. 1791 - 7.
1788 - 54. 1790 - 9. 1792 - 0.

Un examen rapide du registre des décès que l'on a tenu à l'église Sainte-Marie du fort Saint-Georges, à commencer dès l'année 1680, fournit quelques motifs de croire que la population de Madras, en y comprenant les militaires et les gens de mer, a beaucoup souffert des épidémies en certains temps : mais on n'y trouve aucune lumière sur la nature des maladies qui ont prédominé. Ainsi donc, en 1685, le nombre des morts fut de 31, ce qui est à peu près la proportion des quatre années antérieures. En 1686, il y eut 67 morts; en 1687, 93; en 1688, 24; en 1689, 75: après quoi le nombre en diminua graduellement jusqu'à l'ancien terme moyen. En 1711, les décès s'élevèrent encore au-dessus du nombre habituel, ayant été de 92. Il y en eut, en 1712, 89 : et en 1714, 80. Il paraît qu'il y eut beaucoup de maladies en 1755, on compta cet année-là 101 enterrements. Le nombre s'en accrut annuellement

---

1793 -	13.	1801 -	25.	1809 -	57.
1794 -	3.	1802 -	3.	1810 -	133.
1795 -	1.	1803 -	45.	1811 -	67.
1796 -	6.	1804 -	53.	1812 -	40.
1797 -	0.	1805 -	16.	1813 -	45.
1798 -	1.	1806 -	55.	1814 -	65.
1799 -	0.	1807 -	79.	1815 -	152.
1800 -	2.	1808 -	60.		

jusqu'en 1760, qu'il fut de 140. Ensuite ils diminuèrent, et le nombre en demeura stationnaire jusqu'en 1769, qu'il mourut 148 individus, dont une grande partie était marins, soldats ou recrues. Un accroissement de mortalité très-remarquable se rencontre justement à une époque où l'on a connaissance que le Cholera régnait sur la côte; ainsi depuis 1770, jusqu'à 1777, le nombre proportionnel des décès était d'environ 105 par année, la population, comme il est à croire, ayant pour lors augmenté. Depuis cette époque jusqu'à 1785, les décès se sont suivis de la manière que voici :

1778 - 165.	1780 - 358.	1782 - 657.	1784 - 250.
1779 - 190.	1781 - 516.	1783 - 440.	1785 - 99.

La présence accidentelle des armées et des flottes contribua, sans nul doute, à grossir les listes mortuaires à certaines époques; mais dans ces occasions-là même, la mortalité s'étendit aussi sur la population civile; et, comme l'exemple de la plus grande mortalité qui soit consignée, tombe dans un temps, où nous savons par d'autres sources que le Cholera régnait à la côte, il semble que l'on est fondé jusqu'à un certain point à en induire que la même cause existait vraisemblablement dans les autres occasions dont il a été question. Quoique sans rapport avec le sujet dont nous nous occupons directement ici, l'on voudra bien nous permettre de remarquer que la compulsion des registres mortuaires fournit une preuve signalée de l'amélioration qui a eu lieu dans la santé des gens de mer, la mortalité parmi eux paraissant avoir été excessive dans ces temps reculés, en comparaison de ce qu'elle est dans nos temps modernes.

Après avoir essayé dans les remarques passagères qui précèdent, de suivre les traces que le Cholera a laissées de son existence dans l'Inde, depuis une époque très-reculée jusqu'à son invasion, sous forme épidémique, en 1817, se montrant quelquefois comme un fléau pestilentiel, répandu sur tout le pays, d'autres fois bornant ses ravages à quelques cantons particuliers; ayant pareillement cherché à faire voir que nous n'avons point acquis la connaissance de toutes les époques où il a régné épidémiquement, et que nous sommes en même temps loin d'avoir eu les moyens de découvrir toutes les apparitions qu'il a faites accidentellement ou sporadiquement; il ne nous reste maintenant qu'à renvoyer le lecteur aux excellents rapports des bureaux médicaux du Bengale et de Bombay, pour se procurer la connaissance de la marche qu'il a suivie dernièrement dans le territoire de ces présidences; ainsi qu'à l'ouvrage séparé de M. Orton, pour plusieurs particularités assez intéressantes, recueillies pendant que la maladie existait parmi nous.

Les nosologistes ont généralement rangé le Cholera dans la classe des flux; mais Cullen tout en conservant la dénomination à laquelle il attache la signification de flux de bile, et définissant la maladie telle, ou « d'humeur bilieuse », la place dans la classe des névroses, et en fait un genre de l'ordre des spasmes. Dans un ouvrage récent fort estimé (*Etude de la médecine*), le docteur Good, retient le nom générique de Cholera, qu'il justifie par la raison que la bile est morbidement affectée dans sa secrétion, soit pour la qualité, soit pour la quantité, il le place dans sa classe cardiaca ou maladies de la fonction digestive, et dans l'ordre enteria ou maladies qui affectent le tube alimentaire. Remarques nosologiques

Les citations que l'on a faites des écrits Indous font voir qu'on y classe le Cholera, ou du moins deux maladies qui lui ressemblent, soit sous le titre de maladies nerveuses, soit sous celui de désordres des organes digestifs. Les praticiens du pays connaissent la maladie sous le nom de vishuchi, ou vishuchiki; mais le peuple ne la désigne en général que par deux mots qui, dans leurs langages respectifs, signifient *vomissement et purgation*. Le terme de Neer-Comben, que M. Hay dit être en usage parmi les naturels de Travancore pour exprimer cette maladie, ne paraît pas avoir été connu de ceux qui habitent la côte de Coromandel. Le mot Mordixim, mentionné par Noms donnés au Cholera, par les Indous.

plusieurs autorités modernes, a été introduit incidemment par Bontius, dans sa description de la pierre de porc (lapis porcinus), où il dit que les insulaires (les Malays) l'infusent dans le vin pour le *Cholera*, qu'ils appellent Mordexi. L'on a accusé Sonnerat d'avoir traduit ou transformé ce terme en celui de Mordechiem. Mais indépendamment de ce qu'une pareille locution n'est point française, il est manifeste, d'après les citations que nous avons faites, que Mort-de-chim était communément en usage parmi nos soldats et nos marins, à l'époque où Sonnerat a écrit son ouvrage. Il est vrai qu'il ne l'applique pas au Cholera, mais à une indigestion ou à une colique ; et dans ce sens il est encore aujourd'hui d'un usage ordinaire parmi les Portugais. On a donné, dans les rapports de Bombay, une critique savante sur l'origine du mot mordexim, où on le fait dériver du sanscrit. S'il en est ainsi, la corruption du sanscrit paraîtrait avoir originairement été portugaise. Le mot étant orthographié par un X, prononcé comme CH en portugais, et la finale *in* prononcé comme l'IN en français, nous avons le mot mordechien ou *mordeshœng,* d'où est venue en anglais la corruption Mort-de-chim, qui n'est point, comme on l'a observé, une façon de parler française. Les mots suivants se trouvent dans le dictionnaire portugais de Vieyra : Mordexim (parmi les Indiens) une espèce de colique. —Mordixim sorte de poisson de mer; et dans le dictionnaire des sciences et arts de Chamber, il y a mordixym ou mordoxi, nom donné à une maladie très-fréquente parmi les habitants de Goa, qui consiste en nausées et vomissements continuels. Elle prend ordinairement tout-à-coup et à l'improviste, et souvent elle est mortelle. Maintenant le mot, de quelque part qu'il tire son origine, est incorporé avec la langue portugaise, et s'emploie pour signifier une violente colique. Ne peut-on pas supposer que les Malays et autres habitants des îles orientales, ont emprunté ce mot aux Portugais, pendant qu'ils avaient la domination de cette partie du monde?

Nom générique.

Un usage universel et presqu'immémorial ayant consacré le terme générique de Cholera, il ne serait peut-être pas convenable de le rejeter, lors même qu'il serait en notre pouvoir d'en substituer un évidemment meilleur, ou de prouver, d'une manière satisfaisante, que, tant pour la qualité que pour la quantité, la bile n'a aucune connexion quelconque avec la cause de la maladie : mais il n'en est pas de même des termes spécifiques; ceux-ci sont susceptibles de quelques observations. Nous n'avons suivi dans ce pays d'autre méthode, pour distinguer les deux formes de la maladie, que de conserver l'ancienne dénomination de *Cholera-Morbus*, qui est un vrai pléonasme, suivant le docteur Good, pour désigner cette espèce où la bile apparaît de bonne heure, ou dès le début dans les évacuations du canal alimentaire, sans que la circulation soit notablement déprimée ; et que d'ajouter les épithètes de *spasmodique* ou *épidémique* à la seconde espèce, c'est-à-dire, à celle où la bile ainsi que les autres secrétions glanduleuses disparaissent, et où le pouls s'efface, et devient tout-à-fait imperceptible. Le docteur Good admet encore une espèce qu'il appelle *Cholera-Flatulenta* : mais il est inutile que nous nous en occupions ici.

L'adoption du terme spécifique employé par le docteur Good, *Cholera biliosa*, au lieu de Cholera-Morbus, pourra empêcher la confusion, et obvier à des difficultés, parce que la bile est un des signes diagnostics de cette forme de Cholera le plus aisé à découvrir, et peut-être même le plus constant de tous les signes. C'est uniquement dans ce sens, comme *symptôme ou apparence extérieure* de la maladie, et nullement comme liée avec elle, à titre de cause, que nous admettons cette dénomination. Mais si le mot *Morbus* ajouté à *Cholera* forme véritablement un pléonasme, celui de bilieux surajouté, comme l'a fait le docteur Good, n'en est-il pas un aussi, quand on voit que ce docteur adopte expressément le terme générique Cholera, par la raison que la bile est admise soit dans sa quantité, soit par rapport à sa qualité, comme cause de la maladie? Le terme spasmodique, appliqué spécifiquement au Cholera de l'Inde, a rencontré une opposition très-sérieuse ; parce que restreint à l'affection des muscles du mouvement volontaire, il implique un symptôme d'une importance très-secondaire, et qui même ne se fait pas remarquer du tout dans un grand nombre de cas; et dont aussi l'existence dans d'autres parties du système ne peut en aucune manière passer pour incontestablement démontrée. Le terme Cholera épidémique est celui que l'on a le plus employé en dernier lieu, surtout dans les papiers officiels ; et jusqu'ici on l'a suffisamment compris. Mais il n'est évidemment adapté qu'à une signification temporaire, Il paraît donc permis d'y substituer un terme, qui, comme on essaiera de le montrer, renferme un diagnostic infaillible de cette espèce de Cholera, la *chute* ou L'ARRÊT de la circulation; et par conséquent de l'appeler Cholera asphyxie, ne prenant le mot asphyxie que dans son sens le plus étroit, c'est-à-dire l'arrêt, la suspension ou la suppression du *pouls*.

Ce terme spécifique asphyxie, que l'on propose, servira, comme on l'espère, à désigner la maladie sans se tromper ; car autant que peut s'étendre la connaissance que nous en avons jusqu'ici par l'histoire et par l'observation, il paraît que dans tous les cas, il y a une tendance évidente à la suspension de la circulation, une cessation apparente de son mouvement dans les vaisseaux des extrémités, à en juger par l'absence des pulsations et par l'effet de la saignée dans tous les cas où l'art n'est pas parvenu à arrêter promptement le mal ; enfin il paraît surtout que dans tous les vaisseaux accessibles à l'exploration des sens, il y a un arrêt de la circulation, qui, dans tous les cas mortels, se manifeste avant la mort, bien plus long-temps que dans les autres maladies.

L'on a vu que le terme asphyxie est aussi venu à la pensée de M. Cruiskshanks, en 1814, comme applicable à la maladie connue ensuite sous le nom de Cholera spasmodique ou épidémique, quoiqu'il n'ait pas proposé de s'en servir comme adjectif, ou nom spécifique du Cholera, mais seulement dans un sens générique. Quoi qu'il en soit, cette coïncidence ne nous en paraît pas moins propre à confirmer la justesse de l'expression Cholera asphyxie, que nous avions adoptée dans le présent rapport, long-temps avant d'avoir reçu les observations qu'il a communiquées à la date du 24 juillet 1823.

D'après cela l'on emploiera dans ce qui va

suivre, le nom de Cholera biliosa, pour désigner l'espèce commune de cette maladie, ou le Cholera-Morbus; et on se servira du terme Cholera asphyxia ou simplement Cholera, en parlant de l'épidémie qui fait le sujet immédiat du présent rapport.

Description du Cholera.

Il est difficile de mieux détailler les symptômes du Cholera asphyxia, qu'ils ne l'ont été par plusieurs des anciens médecins, dont nous avons cité les descriptions, ou que dans beaucoup de papiers originaux, dont le présent écrit tire son principal mérite. Les descriptions qu'ont aussi publiées MM. Jamerson et Orton, sont d'un très-grand prix, et ne laissent guère plus à désirer que quelques courtes observations supplémentaires.

Cette maladie formidable ne paraît pas s'accompagner de symptômes précurseurs, que l'on puisse regarder comme lui appartenant en propre. Au contraire, on peut affirmer hardiment qu'elle attaque brusquement et à l'improviste; car quoique l'on voie souvent une légère nausée, un relâchement du ventre et un sentiment général de malaise précéder le Cholera, ces accidents sont également communs à beaucoup d'autres maladies aiguës; et, en outre, ils sont singulièrement fréquents dans ce climat, sans être suivis d'aucun mal sérieux. Lorsqu'il arrive que ces symptômes précèdent le Cholera, on peut avec plus de raison les regarder comme indication d'un certain dérangement des organes digestifs, état du corps qui prédispose certainement le sujet à une attaque de Cholera.

Communément l'invasion du Cholera se fait la nuit, ou vers le matin. Le malade se sent mal d'estomac, il vomit ce qui s'y trouve contenu, et a en même temps une évacuation intestinale. Cette évacuation est d'une nature tout-à-fait particulière à la maladie. Le tube intestinal paraît se vider entièrement à la fois de toute matière fécale ou solide, et il en résulte un sentiment inexprimable, mais tout-à-fait accablant, d'épuisement, d'affaissement et de vacuité. La défaillance survient, la peau se refroidit, et souvent il y a des tournoiements de tête et des tintements d'oreilles. Généralement la faculté de se mouvoir est suspendue, l'on ressent des contractions spasmodiques, ou tiraillements des doigts et des orteils, et ces affections s'étendent graduellement aux membres et gagnent jusqu'au tronc. Elles participent des spasmes toniques et cloniques, mais la forme clonique prévaut principalement. Au commencement, le pouls est petit, faible, accéléré; après un certain intervalle, mais surtout à l'arrivée des spasmes ou d'un fort vomissement, il s'affaise tout-à-coup, de manière à devenir insensible dans tout l'extérieur du corps. La peau, qui, dès le début de la maladie, reste au-dessous de la température naturelle, devient de plus en plus froide; rarement elle est sèche; communément elle est couverte d'une sueur froide, abondante, ou d'une moiteur visqueuse. Chez les européens, elle prend souvent par endroits une teinte livide; toute la surface paraît morte, les lèvres deviennent bleuâtres, les ongles prennent la même couleur, et la peau des pieds et des mains se ride et présente l'aspect d'une peau bouillie. Dans cet état elle est insensible même à l'action des agents chimiques; et cependant les malades se plaignent d'une chaleur accablante à la surface du corps et cherchent à éloigner les couvertures du lit. Les yeux s'enfoncent dans leurs orbites et s'entourent d'un cercle livide; la cornée devient flasque, souvent les vaisseaux de la conjonctive sont injectés de sang; les traits du visage s'affaissent, et toute la contenance prend un aspect cadavéreux, qui est un des caractères frappants de la maladie. Il y a presque toujours une soif pressante et un désir immodéré des boissons froides, quoique ordinairement la bouche ne soit pas brûlante; la langue est humide, blanchâtre et froide. Une douleur pénible et une chaleur brûlante à l'épigastre sont des symptômes assez fréquents. Il n'y a que peu de secrétion d'urine, de bile et de salive. La voix baisse, devient sourde et méconnaissable. La respiration est oppressée, généralement lente, et l'haleine manque de chaleur.

Pendant que ces symptômes se développent, le tube alimentaire est diversement affecté. Après les premières évacuations par haut et par bas, quelque sévères que les symptômes puissent être, la matière évacuée est toujours aqueuse, et dans une infinité de cas sans couleur, inodore, et souvent homogène; dans quelques-uns, elle est trouble, comme de l'eau vaseuse; dans d'autres elle a une teinte jaune ou verdâtre. Une apparence très-commune, est celle que l'on a désignée par le mot de selles *conjée* (bouillie de riz claire), parce que les flocons nombreux de matières muqueuses qui flottent dans la partie séreuse ou aqueuse des évacuations, leur donnent cette ressemblance. Les évacuations de l'estomac et des intestins n'ont par l'air de différer, excepté lorsque le premier rejette les substances qu'on y a introduites. Ni le vomissement, ni les selles ne sont des symptômes de longue durée; ou les secours de l'art les font cesser, ou le corps devient incapable de continuer des efforts si violents ; et ces évacuations, ainsi que les spasmes, disparaissent en général un temps considérable avant la mort. Si l'on tire du sang, il est toujours foncé ou tout-à-fait noir, filant et ne sortant ordinairement qu'avec lenteur et difficulté. Vers la fin de l'attaque survient la jactation accompagnée d'une anxiété intérieure manifeste. Enfin la mort arrive en dix ou douze heures, et le plus communément en dix-huit ou vingt heures après le début de la maladie.

Tout le temps que dure cette lutte funeste et cet ébranlement des facultés du corps, l'ame reste libre et sans aucun trouble dans ses fonctions, jusqu'aux derniers instants de la vie. Les malades quoique affaissés et accablés, indifférents, répugnant à parler, et ne pouvant souffrir qu'on les trouble, conservent cependant encore la faculté de penser et d'exprimer leurs pensées aussi longtemps que leurs organes obéissent à leur volonté. Telle est la marche la plus ordinaire du Cholera asphyxia, lorsque l'art ne s'oppose point à sa tendance vers la mort.

Le retour du pouls, celui de la chaleur à la surface du corps, la pente à un sommeil naturel, la diminution ou la cessation des vomissements, des selles et des spasmes, dénotent une terminaison favorable, quand ces indications sont peu après suivies de la réapparition des matières fécales dans les selles, du retour de la bile, de l'urine et de la salive.

Variétés dans les symptômes généraux du Cholera.

Ainsi que les autres maladies, le Cholera offre une grande variété de symptômes, mais avant de nous occuper d'en faire connaître les plus frappantes, il est nécessaire de fixer l'attention sur un trait, qui, quoique pas tout-à-fait sans exemple dans d'autres épidémies, pourrait cependant être regardé comme distinguant spécialement le Cholera. C'est que toutes ces variétés ne se font pas tant remarquer dans les cas *individuels*, que dans ce que l'on peut appeler les *visites épidémiques locales*. Ainsi, quand la maladie se montre épidémiquement dans une ville, un district, dans les lignes d'un corps d'armée ou dans le camp d'un régiment en marche, on peut tantôt la distinguer partout par l'absence des vomissements, et la prédominance des selles, et tantôt par l'excès des vomissements, et, quoique plus rarement, par l'absence des selles. Dans un cas d'invasion, le spasme aura généralement lieu; dans un autre, on aura peine à le distinguer. Une variété frappante, la pire de toutes, est celle qui se distingue par un très-léger ébranlement du système: il n'y a pas du tout de vomissement; à peine quelque évacuations par bas; peut-être une ou deux selles liquides; point de spasmes sensibles, aucune douleur nulle part; un froid mortel, accompagné de la cessation de la circulation, survient dès le commencement, et le malade succombe sans la moindre lutte. Ce type s'est souvent manifesté comme prédominant, et presque tous les malades meurent quand ils sont attaqués de la sorte. Mais heureusement cette forme n'a pas duré longtemps pour l'ordinaire, la maladie disparaissant tout-à-fait, ou prenant dans sa marche ultérieure un caractère plus doux et moins formidable.

Sous un point de vue pathologique, il serait sans doute important de pouvoir découvrir si les principales variétés de la maladie ont pour cause quelque modification particulière de l'air, quelques circonstances de localité, ou quelques conditions relatives à la nourriture, l'habitation ou les occupations des individus qui en sont atteints. Mais il faut avouer que l'on est loin de pouvoir se flatter d'y parvenir. Il paraît au contraire reconnu que, sous l'empire de circonstances en apparence les mêmes à tous égards, l'on a vu dominer également toutes les modifications du Cholera. D'un autre côté, cependant, l'on peut se tenir pour assuré que l'on est d'autant moins exposé à éprouver la variété caractérisée par l'extrême prostration de forces, que la constitution est plus vigoureuse et la santé dans un état plus parfait.

Et dans les symptômes particuliers.

Le vomissement.

Le vomissement est un des symptômes saillants du Cholera. Cependant l'on a recueilli un grand nombre d'exemples dans lesquels il n'a pas eu lieu. Il y a même eu certaines épidémies où à peine un individu en a-t-il été atteint. Dans quelques cas l'estomac semble se vider librement et complétement, en rejetant parfois, avec une grande force, une quantité prodigieuse de liquide aqueux.

Ce fluide ressemble quelquefois à l'évacuation qui a lieu dans la pyrose; il est glaireux quelquefois et filant. Dans d'autres cas on dirait que l'estomac a perdu la force de rejeter librement ce qu'il renferme. Il y a des efforts et des contractions inutiles pour vomir, et un regorgement de quelque liquide, qui est aussitôt ravalé, comme par un effort de la partie inférieure de l'œsophage plutôt que de l'estomac lui-même. Dans ces cas, si l'on excite le vomissement par des remèdes, il s'ensuit du soulagement, non point, suivant toute apparence, à raison de la seule évacuation des matières contenues dans l'estomac; mais par une suite du changement qui s'opère dans l'état du malade, et qui doit nécessairement avoir lieu avant que l'estomac recouvre le pouvoir d'exécuter l'acte du vomissement. Quelquefois le vomissement n'a pas lieu du tout, ou s'il a paru, il cesse bientôt par un état d'atonie de l'estomac, qui fait que cet organe reçoit et garde ce qu'on y introduit, comme s'il était véritablement une substance morte. Cet état est des plus alarmants; car la plus grande irritabilité, comme toute autre altération imaginable de ce viscère, peut passer pour peu dangereuse en comparaison de cet état funeste.

Il n'est pas toujours aisé ni possible de déterminer quelle est la substance qui donne une teinte verdâtre ou jaunâtre aux fluides rejetés par le vomissement. Mais peut-être est-ce avec trop de facilité que l'on attribue ces couleurs au mélange de la bile. Il serait en conséquence bien à désirer que l'on pût se procurer une suite régulière d'expériences touchant les effets des agents chimiques sur les secrétions gastriques et intestinales, et sur la matière des évacuations, tant dans le Cholera que dans plusieurs autres maladies. Le Bureau-Médical a adressé, à ce sujet, une circulaire à plusieurs des officiers de santé qui dépendent de lui. C'est, on a lieu de l'espérer, un moyen de recueillir quelques connaissances précises sur cet objet. (1)

---

(1) En mêlant 20 grains de calomel avec une once de fiel de bœuf qui était préalablement couleur de foin vert, elle prit la teinte de pois verts. Cette teinte devint plus marquée par l'application de la chaleur, et il s'y introduisit une nuance de jaune. Après 24 heures de repos, le mélange était d'un vert obscur comme l'aubier. Le calomel était au fond ressemblant à une pomade bleue, qui était onctueuse au toucher.

Supposant toutefois que la teinte, soit jaune, soit verte, des matières rendues par le vomis-

---

En mêlant 40 grains de calomel avec une once de fiel de bœuf d'un brun léger, avec une nuance de jaune, le mélange prit la couleur d'ocre. Après avoir reposé, il devint de couleur d'herbe verte ; dans cette expérience le calomel se décolore moins que dans la précédente. En mêlant 15 grains de calomel avec six dragmes de fiel de mouton, de couleur brune foncée, avec une nuance de vert, le mélange prit une légère teinte de pois verts, avec une nuance de jaune. Après s'être déposé, le calomel ne paraissait point changé ; et la bile prit une belle couleur vert foncé. En mêlant 40 grains de calomel avec deux dragmes de bile de chèvre, qui était d'un vert foncé, il ne se manifesta aucun changement de couleur.

En mêlant quatre dragmes de fiel de bœuf, d'un brun clair, avec une égale quantité de liqueur d'ammoniaque, la mixture prit la couleur de vin de Madère. Par le mélange de parties égales de bile de mouton et de liqueur d'ammoniaque, le fluide devint d'une légère couleur jaune; auparavant la bile était d'un jaune très-foncé.

En mêlant quatre dragmes de fiel de bœuf avec pareille quantité d'éther sulfurique, les deux fluides restèrent séparés; la bile auparavant vert pois prit une teinte jaunâtre, l'éther devint jaune.

Ces observations ont été communiquées par M. M.-T. Farland, chirurgien aide-major.

sement dans le Cholera, indique la présence de la bile, il n'en est pas moins certain que cela arrive très-rarement surtout dans la période aiguë de la maladie. Néanmoins il semblerait qu'il y a eu des cas de vomissement de matières bilieuses, en apparence, surtout au commencement ou vers la terminaison favorable du Cholera ; et même aussi dans des cas qui ont mal fini. On ne peut donc regarder la simple présence de la bile comme constatant que la maladie n'est pas le Cholera dont nous traitons ici. Assez généralement il y a eu des vers, surtout des lombrics, rejetés par le vomissement ; et plusieurs officiers de santé ont même remarqué que cet épiphénomène avait annoncé une forme moins dangereuse de la maladie.

Si cette remarque est fondée, il faut probablement l'attribuer à ce que l'action de l'estomac, pour exécuter le vomissement qui chasse ces insectes, est libre et dégagée, ce qui, en soi-même, est déjà un symptôme favorable.

Evacuations alvines. Les selles.

Les selles sont, dans le Cholera, un symptôme plus constant que le vomissement ; et dans la plupart des cas, c'est celui qui s'offre le premier ; mais comme cette nature d'évacuation est une moindre déviation de l'état de santé que le vomissement, qui fixe pressamment l'attention, c'est ordinairement à la suite de celui-ci que l'on traite des premières. Ce symptôme manque très-rarement ; mais il n'y a pas à douter que cela n'arrive quelquefois. Dans le fait, son absence paraît indiquer un très-haut degré de malignité dans l'attaque. Il ne faut pas cependant croire implicitement à tous les rapports que font les malades relativement à leurs évacuations alvines. Leur attention ne se porte pas toujours sur la nature de la selle ; et ils sont fort sujets à donner au médecin des notions très-erronées à cet égard. Dans les cas où il n'y a eu que peu ou point de selles pendant la vie, l'on a pourtant trouvé après la mort, les intestins remplis d'une matière semblable au conjée, comme s'ils avaient manqué d'énergie pour la chasser, ou qu'un resserrement formé à la partie inférieure des intestins eût mis obstacle à sa sortie. Le canal intestinal semble être soumis aux mêmes influences que l'estomac, et les matières qui s'y trouvent paraissent varier, comme on l'a remarqué à l'égard de ce dernier, avec cette exception que le premier semble avoir toujours la force de se débarrasser, au commencement ou dans le cours de la maladie des produits *naturels* qu'il contient. Cette induction se tire du résultat des autopsies cadavériques; car on ne cite pas un exemple de matières fécales restées dans les intestins, si ce n'est lorsque le mal a duré long-temps, et que la maladie primitive a été domptée. Les déjections ont quelquefois lieu sans effort et sans difficulté. D'autres fois elles sont expulsées avec force, ce que l'on a comparé au jet d'une seringue ; quelquefois aussi elles ont lieu simultanément avec le vomissement, le spasme et la cessation du pouls, comme si tous ces phénomènes procédaient au même instant d'une cause commune. Il y a rarement beaucoup de tranchées ou de tenesme, quoique les besoins soient pressants et irrésistibles. L'on a rarement observé que l'abdomen fût douloureux à la pression. Dans les périodes avancées de la maladie, les déjections cessent ordinairement; mais dans bien des cas, l'écoulement d'un fluide aqueux par le rectum a lieu à chaque changement de position. Après que les intestins se sont vidés la première fois, l'on a vu par occasion les matières évacuées verdâtres, ou jaunes, troubles et écumeuses comme la levure de bière, et quelquefois sanguinolentes. Dans quelques cas elles sont sans odeur, dans d'autres elles ont une odeur forte de chair crue. On assure que dans un cas mortel, il y a eu une évacuation de bile pure. Peut-être que ces variétés tiennent à l'état antérieur des gros intestins, surtout chez les européens, qui sont sujets aux affections morbifiques de ces organes ; mais l'apparence incomparablement la plus commune est celle d'un pur serum, si clair et si dénué de couleur qu'il ne laisse pas la moindre tache sur le linge des malades. Après celle-ci, celle qui est la plus fréquente est celle qui ressemble au conjée. Quelquefois cependant le mucus est si intimement mêlé avec le serum, que les évacuations prennent l'aspect du lait ou du chyle. L'on a vu aussi des évacuations ressembler pour la consistance et la couleur, au soogée (bouillie de froment perlé). Alors la maladie était bénigne. On rend souvent des vers par les selles.

La réapparition des matières fécales, surtout si elles sont empreintes de bile, n'a que rarement et peut-être jamais lieu qu'après que la maladie a été domptée. La quantité de la matière claire et aqueuse que l'on évacue est quelquefois excessivement abondante; et si cette évacuation était uniforme, elle nous fournirait une explication bien facile de la débilité, de la soif, de l'épaississement du sang, et autres symptômes; mais il est incontestable que les cas les plus précipités et les plus fâcheux ne sont nullement ceux qui se font remarquer par des évacuations excessives. Nous avons au contraire une multitude d'exemples où la mort est survenue à la suite d'une ou deux selles aqueuses, sans qu'il se soit développé aucun autre symptôme d'affection relative aux fonctions naturelles. Bien plus : il est arrivé souvent que la prostration des forces existait avant qu'il fût survenu aucune évacuation par les selles.

Fonctions animales. Quoique les fonctions animales aient nécessairement part au désordre des fonctions vitales et naturelles, qui caractérise si éminemment le Cholera; cependant cette participation n'est pas aussi immédiate qu'on serait tenté de le croire à priori. L'état calme de l'ame a fait le sujet d'une remarque générale; et si quelques exceptions se sont offertes à raison d'une affection maladive accidentelle du cerveau, suite de quelque congestion sanguine, ce ne doit pas être un motif de surprise. Il y a raison de croire que la simple congestion observée dans le Cholera n'a pas été la cause du coma ou insensibilité que l'on a remarquée ; car quand nous réfléchissons à la grande répugnance des malades pour se mouvoir et se soulever, dont presque tous les praticiens font mention, nous ne pouvons nous refuser à croire que bien des cas de coma supposé doivent s'imputer à l'état que nous avons jusqu'ici représenté comme l'effet d'une incapacité physique. Il ne nous manque pas d'exemples de malades qui ont eu le pouvoir de marcher et de vaquer à leurs occupations ordinaires, lors même que la circulation s'était tellement ralentie que le pouls n'était plus perceptible aux poignets. La vigueur de constitution, la force d'ame du sujet, la forme sous laquelle la maladie débute ont beaucoup d'influence en cela. Les exemples que nous avons en vue sont principalement ceux dans lesquels la maladie a commencé par un flux de ventre aqueux insidieux. Bien des morts ont eu lieu, parce que les malades n'ont pas pris l'alarme assez tôt dans ces circonstances trompeuses, et n'ont pas eu recours à temps aux soins du médecin. Enfin, dans d'autres cas, il paraît que les fonctions animales ont souffert de bonne heure, et que la prostration des forces a précédé la plupart des autres symptômes.

Les spasmes. On a réputé le spasme un trait si essentiel à l'espèce de Cholera dont nous nous occupons dans ce Rapport, que l'on s'est servi de ce mot-là même pour le désigner particulièrement. Cependant, en tant qu'il se rapporte aux muscles des mouvements volontaires, et c'est de cette espèce que nous entendons parler ici, nul symptôme ne manque plus fréquemment. Le spasme des muscles accompagne principalement les cas où il y a un ébranlement violent et sensible de tout le système. D'après cela on les observe plus souvent chez les européens que chez les naturels, et chez les sujets robustes des deux origines que chez les sujets faibles. Dans le Cholera le plus dangereux, celui qui est caractérisé par la prostration, le spasme n'a pas généralement lieu, ou se montre d'une manière très-légère. Les muscles le plus communément affectés sont ceux des orteils, des pieds et des gras de jambes : après eux, ce sont les muscles correspondants des extrémités supérieures, puis viennent ceux des cuisses et des bras, et enfin ceux du tronc, occasionnant tous aux malades différentes sensations douloureuses. Parmi ces spasmes, le hoquet n'est pas rare ; mais on a remarqué que dans le Cholera ce symptôme n'est pas du tout un signe de danger. On n'a point vu que les muscles des yeux fussent affectés de spasmes, à moins que l'on ne regarde l'enfoncement de ces organes dans leur orbite comme un effet qui en dépend. Tous les rapports parlent fréquemment d'une contraction remarquable et permanente des muscles de l'abdomen, qui fait que le ventre est tout retiré vers l'épine dorsale. Les spasmes qui accompagnent le Cholera sont d'une nature mixte, et non strictement cloniques, la détente étant moins prompte et moins fréquente que dans l'épilepsie ou la convulsion, et leur durée rarement permanente comme dans le tétanos. Les contractions des muscles sont invariablement accompagnées de douleurs; et quelques officiers de santé ont remarqué qu'à la suite il était resté, pendant plusieurs jours, un certain degré de roideur spasmodique. On a aussi observé que cette rétraction spasmodique des muscles avait eu lieu après la mort, et avait persisté pendant un temps considérable. Dans un cas où le malade avait été paralytique de ses membres avec leur engourdissement total, il s'y déclara des spasmes très-violents; et ils reprirent une sensibilité parfaite. Il est bien évident que dans la description des spasmes qui appartiennent au Cholera, il y a eu quelque défaut d'exactitude, ou que l'on a confondu avec les spasmes une sensation qui en différait; car, par les descriptions, nous serions induits à penser que les spasmes commencent et se font sentir dans les orteils et les doigts, ce qui ne peut pas être le cas. Comme cependant ce sont les muscles des extrémités qui sont les premiers saisis du spasme, il est probable que les petits faisceaux charnus de la paume des mains et de la plante des pieds sont affectés: mais il paraît en outre, et l'on est fondé à le croire, qu'il y a réellement de la douleur dans les orteils et dans les doigts, douleur que l'on doit rapporter à un tiraillement de nerfs, ou espèce de tic douloureux de ces parties, qui est tout-à-fait distinct des spasmes, et que l'on n'est pas sans observer assez souvent dans d'autres désordres des organes de la digestion.

Le Collapsus. De tous les symptômes du Cholera, il n'y en a pas un dont la présence soit plus invariable et plus constante; aucun, en effet, qui lui soit plus essentiel, et pour ainsi dire diagnostique que l'anéantissement immédiat de la circulation. On doit néanmoins convenir que partout où l'on a employé à temps des remèdes accompagnés de succès ce symptôme a bien pu ne se pas développer; et qu'il y a même des cas où l'on a vu une excitation de l'action vasculaire accompagner les premiers mouvements de la nature dans le Cholera. Quelques praticiens instruits ont manifesté des doutes, pour savoir si ces sortes de cas devaient réellement appartenir au Cholera ; et il n'est pas hors de raison de penser que dans quelques circonstances l'on a pris pour lui les affections inflammatoires connues dans ces contrées, et dont on a fait mention dans plusieurs rapports. On doit de plus remarquer que ce sont précisément les cas qui cèdent le plus vîte et le plus sûrement aux remèdes, et qu'il s'ensuit conséquemment qu'un médecin a rarement occasion de s'assurer si ou non cette forme de Cholera finira par dégénérer dans l'espèce avec prostration de forces. Néanmoins, il y a des faits qui prouvent positivement que ces cas ont dégénéré, et qu'ils sont arrivés à une fâcheuse terminaison. Dans le cas des soldats, qui sont principalement ceux chez qui l'on observe les symptômes dont il s'agit, il faut aussi tenir compte, parmi les causes qui influent sur la circulation, de la quantité de spiritueux qu'ils boivent ordinairement au début de la maladie. La période à laquelle on remarque une diminution notable dans l'action des vaisseaux n'est pas très-constante. Tantôt le pouls se soutient passablement pendant quelques heures ; mais cela est rare : le plus ordinairement il devient petit et accéléré de très-bonne heure ; et à l'apparition du spasme ou du vomissement, il cesse tout-à-coup de se faire sentir aux extrémités. La durée du temps pendant laquelle un malade peut rester sans pouls est quelquefois extraordinaire. Le docteur Kellet rapporte un cas où le pouls avait disparu dans les trois premières heures de l'attaque, et pourtant l'homme vécut dans cet état, depuis le trois octobre, quatre heures après midi, jusqu'au 6, deux heures du soir. A la suite de la cessation du spasme ou du vomissement ; et quelquefois, suivant toute apparence, après l'exhibition des remèdes, le pouls revient aux extrémités pour un temps très-court, et disparaît de nouveau. Les veines et les artères de la surface ne sont pas toujours effacés, lors même que le pouls a cessé de battre. Si ces vaisseaux sont ouverts dans cet état, la portion de sang qu'ils contiennent s'écoule, puis leurs parois s'affaissent, et l'on n'en peut plus faire sortir une goutte. On ne trouve dans aucun rapport la preuve authentique d'un cas de Cholera funeste, où la circulation n'ait pas cessé long-temps avant que la mort survînt, du moins dans les vaisseaux des extrémités. On n'aurait pas cru que la seule exception apparente à cette assertion méritât une attention particulière, si la fidélité qui distingue le rapport où elle se trouve consignée ne faisait pas voir qu'on n'y a rien omis de ce qui appartient à un fait ou observation médicale. Voici le cas : « A peine avons-nous eu quelques maladies pendant la marche, si l'on en excepte un petit nombre de Cholera. Il est mort de ce dernier un havildar, un sipays et plusieurs gens de la suite ; pour lesquels on demandait rarement des secours à temps. Un de ces derniers, un beau et vaillant jeune homme, conducteur de bœufs, fut apporté à l'hopital presqu'à la dernière agonie. Je fais mention de ce cas à cause de sa singularité. La peau du malade était sèche et chaude, son pouls plein et fort battait 120 fois jusqu'au dernier moment, ce que je n'avais jamais vu, tandis que l'aspect particulier des yeux, l'affaiblissement des traits aussi bien que le récit que l'on faisait de l'attaque et de la marche de la maladie, ne me permettent pas de douter que ce ne fût un vrai Cholera. 1er Juillet 1811. »

L'auteur de l'extrait que nous venons de transcrire note ce cas à cause de sa singularité ; et pour juger de son identité avec le Cholera asphyxia, nous devons accorder beaucoup de poids à cela même qu'il a particulièrement éveillé son attention. Il avoue cependant que le malade lui fut apporté à la dernière agonie, et les conséquences qu'il tire, il les fonde sur le récit qui lui fut fait du début et des progrès du mal, ainsi que sur l'aspect des traits du visage. Le premier motif de son opinion n'est que conjectural; nous nous contenterons donc d'indiquer la possibilité d'avoir confondu à la description un coup de soleil avec le Cholera. Mais le collapsus subit de la face, qui se manifeste dans le Cholera, paraît s'accorder bien difficilement avec un état du corps, dans lequel la peau se conserve sèche et chaude, et le pouls plein et fort. Cet état particulier du visage est sans contredit le résultat de la rétrocession du sang à l'intérieur ; et il est tout-à-fait distinct du dépérissement des parties solides, par suite de maladie ou d'inanition. Il n'est pas sans doute physiquement impossible qu'un cas de Cholera finisse par la mort, le pouls restant jusqu'à la fin plein, fort et battant 120 fois, quoique jusqu'à présent ce fait soit le seul de cette nature consigné sur nos registres. Mais quand on considère qu'il n'est appuyé que sur un ouï-dire et sur une observation, dont nous avons essayé de prouver l'incohérence, n'est-il pas permis de le regarder comme un de ces *faits* auxquels nous avons fait allusion en commençant, qui, se trouvant en opposition directe avec l'expérience générale, méritent d'être pesés avec beaucoup de prudence et de circonspection, si on ne les rejette pas tout-à-fait?

Soif et sentiment de chaleur à l'épigastre.

La soif, un sentiment de chaleur ou d'ardeur à la région de l'estomac marchent ordinairement ensemble et forment un des symptômes les plus prononcés et les plus constants du Cholera. Cependant ces symptômes ont souvent manqué tout-à-fait, tant dans les cas individuels que dans les invasions épidémiques. Même lorsqu'ils ont lieu, au plus haut degré, il arrive fréquemment que la bouche n'est pas brûlante, ni la langue sèche. Au contraire, il paraît qu'en général il n'y a point faute d'humidité, et, comme l'observe M. Jamerson, tandis que tout est brûlant à l'intérieur, ces surfaces sont froides et tirant sur le blanc. En certains temps cependant, la bouche est aride, la langue sèche et gluante. Mais les praticiens paraissent douter que l'on puisse tirer aucune induction pratique de ces signes. Quel serait en effet l'état de ces parties, si dans l'état de santé ou dans plusieurs maladies ordinaires, on donnait à profusion, comme on le fait dans le Cholera, le calomel, les esprits ardents, le laudanum et les épices, et ne permettant en même temps qu'un usage si rare des délayants? Ne pourrait-on pas aussi se hasarder à dire qu'une bouche aride, une langue hérissée, après l'emploi de pareils moyens dans le Cholera, sont peut-être des signes plus favorables, que s'il en était autrement; attendu que cet état dénote une action précisément opposée à celle qui est le propre de la maladie? Quand la soif a lieu, elle semble imposer silence à toutes les autres sensations. L'officier de santé qui sait et qui est intimement persuadé que l'eau froide est mortelle, cherche à en avaler avec autant d'ardeur et d'empressement que le soldat le plus ignorant. On rapporte deux tristes exemples d'officiers de santé qui ont fait les plus grands efforts pour atteindre, sans être aperçus, l'eau des baignoires, tant le tourment de cette soif cruelle est intolérable.

Etat de la peau.

Dans le Cholera, l'état de la peau est généralement ce que l'on a lieu d'attendre chez des malades atteints de pareilles affections du canal alimentaire, avec l'anéantissement de la circulation qui a lieu en même temps. Elle est en général froide, gluante, souvent recouverte de sueurs froides abondantes. Cependant ici, comme dans les autres symptômes du Cholera, l'on rencontre beaucoup de variétés. Tantôt on trouve la peau sèche, quoique froide, tantôt elle a sa chaleur naturelle; dans quelques cas même elle est plus chaude qu'en santé. L'on a remarqué à différentes fois qu'une augmentation de température se manifestait immédiatement avant la mort. Mais alors le développement de la chaleur paraît se borner au tronc et à la tête; et, dans presque tous les cas, ce développement partiel de la chaleur a été reconnu pour un symptôme funeste. Il n'a aucune connexion avec un retour de l'énergie du système, ou une amélioration de la fonction respiratoire. Dans ces cas l'on a vu que la chaleur continuait d'être considérable plusieurs heures après la mort.

En touchant la peau d'une personne attaquée du Cholera, la sensation que l'on éprouve est tout-à-fait particulière. Elle rappèle celle que procure l'attouchement d'un cadavre. Quand la peau est tombée dans un grand collapsus, elle devient insensible même à l'action des agents chimiques. De là l'inefficacité des vésicatoires ordinaires, qui ne produisent aucun effet. Dans cet état de la peau, les acides minéraux et l'eau bouillante n'agissent que peu ou même point du tout, et l'on prétend avoir vu des malades qui ont été insensibles à l'opération de ces moyens.

L'action des acides minéraux sur la peau n'est pas cependant celle d'un vésicant, mais plutôt celle d'un cautère, puisqu'il paraît qu'ils détruisent l'épiderme et les vaisseaux subjacents. L'on a dit qu'à un certain degré du Cholera, il était impossible d'exciter des vésicules, parce que la production du serum ainsi que les secrétions glandulaires sont arrêtées. Mais quand on réfléchit à la promptitude avec laquelle les fluides séreux sont expulsés dans cette maladie, on sera plutôt disposé à attribuer ce défaut d'action des vésicatoires, même de l'eau bouillante à la diminution ou à l'extinction de l'énergie nerveuse de la peau. Il est certain que sur un corps tout récemment mort, l'application de l'eau bouillante excitera promptement des vésicules, de sorte que, si l'exactitude de l'observation relative à son défaut de faculté vésicante dans l'état avancé du Cholera est bien réelle, nous en devons conclure que dans ces cas, il y a moins de vitalité dans la peau, quoique le sujet respire encore, que dans celle d'un corps mort récemment d'une autre maladie.

Les sangsues appliquées de très-bonne heure dans le Cholera ne tirent que très-peu ou point de sang de la peau. Il y en a qui mentionnent cette particularité en donnant à entendre que c'est par aversion pour la peau d'un sujet atteint du Cholera, que les sangsues ne prennent pas. Quand la sueur est liquide, elle est communément exprimée en grande abondance de toute la surface du corps; quand elle est épaisse et visqueuse, elle est plus partielle et bornée ordinairement à la tête et au tronc. L'action de la vapeur et des bains chauds paraît évidemmnt augmenter la transudation ou secrétion de la peau; et l'application de la chaleur sèche semble au contraire diminuer cette évacuation, en même temps que la température naturelle de la peau augmente; phénomène qui ne cadre pas avec la supposition d'un état spasmodique des vaisseaux cutanés. Souvent la transpiration ou la moiteur est exempte d'odeur. D'autres fois elle en a une fétide, aigre ou terreuse, que l'on a dit être singulièrement désagréable et rester long-temps attachée aux narines des assistants.

La rétraction remarquable des traits du visage, à laquelle on a donné par excellence le nom *de facies du Cholera,* ne manque jamais de se prononcer, quand les secours de la médecine n'ont pas promptement coupé court aux progrès de la maladie. Mais pour juger des degrés différents de ce symptôme, il faudra examiner dans quelle proportion il s'éloigne du contour habituel des traits du malade. On ne peut se méprendre sur l'expression qu'a la physionomie: elle n'offre que trop véritablement les traits de la mort; et si l'on y apporte une recherche attentive, on se convaincra qu'une pareille rétraction s'étend à tous les membres et à toutes les parties du corps qui sont renflées. Non-seulement les yeux deviennent ternes et les cornées flasques, mais encore, dans bien des cas, il s'y forme réellement une substance comme une pellicule ou membrane, ce qui prouve que ces surfaces conservent leur action secrétoire. On a quelquefois rencontré l'abdomen tuméfié; mais le plus fréquemment il est retiré vers l'épine du dos. On ne peut cependant regarder sa réduction générale et apparente de volume comme répondant à la masse des liquides évacués; car dans le fait, ce qui prouve qu'elle n'en dépend pas essentiellement, c'est qu'elle a également lieu

Visage.

dans les cas où les évacuations alvines ont été fort modérées.

La respiration. Communément la respiration n'est point altérée dans les premiers stages du Cholera, à moins que l'attaque ne prenne une forme particulière, dans laquelle le spasme s'empare des muscles destinés à cette fonction. Dans beaucoup de cas terminés par la mort, la respiration, en ce qui concerne son mouvement mécanique, a marché sans beaucoup et même sans aucune interruption, devenant cependant toujours plus lente par degrés. L'on a fait mention d'un cas où l'on ne comptait que sept inspirations par minute. D'un autre côté, l'on rapporte un grand nombre de cas, surtout chez les européens, où l'interruption de la respiration a été très-pénible, ne pouvant se comparer qu'à une violente attaque d'asthme. Quoiqu'il soit dit dans plusieurs rapports que l'haleine manquait de chaleur, il n'est pas clair que ce symptôme ait été général ; et l'on n'a point appris que cette froideur s'observât plus particulièrement dans le cas de respiration difficile et laborieuse, que dans ceux ou le mécanisme de cette fonction s'exécutait sans obstacle.

Jactation. Pour ce qui est de l'inquiétude ou de la jactation, on l'observe bien plus communément chez les européens que chez les naturels. Dans une maladie si subite et si dangereuse, on peut accorder quelque chose à l'inquiétude morale, aussi bien qu'à l'agitation physique; mais il est certain que dans une infinité de cas, la mort approche pendant que le malade est dans la tranquillité la plus complète. Lorsqu'il se manifeste beaucoup d'agitation, elle tient probablement à l'oppression considérable de quelque organe particulier, et quoique l'on ne puisse compter sur l'absence de ce symptôme par elle-même comme donnant lieu à un pronostic favorable, sa présence est toujours un des signes les plus alarmants. La voix participe en général à la faiblesse qui domine dans d'autres fonctions, et on la trouve ordinairement languissante et presque éteinte. Néanmoins, il ne manque pas d'exemples où la voix a conservé sa force naturelle presque jusqu'aux derniers moments.

Fonctions du sensorium.

Dans une affection congestive à un aussi haut degré que le Cholera, dans lequel le vertige, la surdité, le tintement d'oreilles dominent souvent, où l'on donne de larges doses d'opium et de substances enivrantes, il est vraiment surprenant que les fonctions du sensorium éprouvent si rarement quelque trouble. Il paraît fort probable que c'est faute d'exactitude et de précision dans le langage que l'on a représenté le coma comme un symptôme du Cholera; car nous voyons que des malades que l'on venait de dépeindre comme plongés dans un état comateux, sont plus ou moins facilement rappelés à eux ; et que quoiqu'ils aient bien de la peine à surmonter l'absorbement en eux-mêmes, qui constitue l'un des traits remarquables de la maladie, ils font voir cependant, par la clarté et la précision de leurs réponses, qu'ils conservent toute leur connaissance. On observe la même chose dans le tétanos, l'hydrophobie et les autres maladies que l'on range dans la classe des névroses. Cette particularité montre l'analogie qu'il y a entre ces diverses affections, et est bien faite pour nous rendre difficiles à admettre comme vraies les doctrines qui attribuent ces sortes de désordres à une dépravation de la fonction des nerfs, dont la source, l'origine, le *sensorium commune* reste néanmoins comparativement tranquille et sans trouble. Cela n'empêche pas d'admettre que le coma peut survenir accidentellement dans quelques cas, surtout lorsque la maladie touche à sa fin et qu'elle se termine malheureusement. Mais on n'a jamais, ou que très-rarement, observé le délire, à moins qu'il n'ait été une suite du Cholera, d'autres affections morbifiques étrangères à la première maladie ayant succédé. L'on ne regarde point comme une exception à ces remarques le degré d'incohérence d'idées, qui accompagne les violentes affections spasmodiques des muscles, ou qui suit l'emploi à hautes doses de l'opium et des spiritueux.

La syncope n'est point un symptôme ordinaire au Cholera; et excepté dans les cas de saignées, si on l'a observée quelquefois, ça toujours été au moment de l'invasion de la maladie. Pendant son cours, lorsque l'énergie nerveuse paraît pour ainsi dire anéantie et les fonctions du cœur et des artères abolies, rarement observe-t-on ce symptôme. On a remarqué dans quelques cas que la surdité s'était complètement déclarée, avant qu'aucun autre signe de la maladie eût paru. Les sujets continuaient pendant quelque temps de vaquer à leurs occupations habituelles.

Rétablissement.

Lorsque les secours de la médecine sont administrés de bonne heure, et que la constitution du sujet est saine par ailleurs, le rétablissement d'une attaque de Cholera est si merveilleusement rapide, qu'on serait peut-être autorisé à le regarder comme preuve décisive que la maladie n'a essentiellement aucune liaison avec une lésion organique. Chez les naturels du pays surtout, qui ont très-peu de disposition à l'état inflammatoire, la guérison d'une attaque de Cholera est ordinairement si prompte et si parfaite, qu'on ne peut la comparer qu'au rétablissement d'une syncope, d'une colique ou autre indisposition de ce genre. Mais chez les européens où l'on rencontre beaucoup plus de tendance à l'inflammation et aux mouvements fluxionnaires sur quelques-uns des viscères, la convalescence du Cholera n'est ni si prompte ni si complète. Au contraire, elle n'est que trop souvent traversée par des affections aussi diverses, que le sont, à la connaissance des médecins, les maladies de ces viscères dans le climat de l'Inde. Les suites les plus fréquentes du Cholera sont les affections des intestins, du cerveau, du foie et de l'estomac. Quand le Cholera même est de longue durée, et lorsque la *congestion* paraît s'être entièrement formée, peu de ceux qui survivent à l'attaque, soit naturels, soit européens, parviennent à recouvrer la santé sans grandes difficultés.

Nous avons déjà fait remarquer que le retour de la chaleur à la surface du corps, ainsi que l'élévation du pouls, étaient les signes qui, dans le Cholera, annonçaient l'espoir de guérison. Cependant, il arrive quelquefois qu'un calme trompeur accompagne ces apparences favorables, et se joue de nos espérances et de notre attente. Lorsque la maladie se signale par des actes morbides très-violents, la diminution ou la cessation de ces symptômes, quoique soudaine, peut en général être regardée comme la manière ordinaire que la nature adopte pour conduire le malade à la guérison. Mais, au milieu des symptômes que l'on peut appeler *négatifs*, les pas vers la convalescence sont imperceptibles et obscurs. Quelquefois l'on a vu le développement de la chaleur et de l'action artérielle être du nombre des fonctions les dernières rétablies. On a vu des malades rester, pendant un, deux et même trois jours, dans un état du plus grand collapsus; et, contre toute, attente finir par se rétablir.

Dans le Cholera, la sécrétion de l'urine paraît ainsi que toutes les autres sécrétions naturelles, communément suspendue. Cette suspension a même été regardée comme si ordinaire, que les praticiens ont souvent négligé de la noter dans leurs rapports; tandis, au contraire, qu'ils n'ont pas manqué de faire une mention particulière de tous les cas où cette sécrétion a paru avoir son cours naturel. Quand le Cholera parut d'abord, l'on essaya de soulager les malades au moyen du cathéter, dans la supposition que le défaut d'urine dépendait de *rétention*. Lorsque cette sécrétion n'est point suspendue dans le Cholera, l'urine est presque toujours limpide et claire, bien qu'en très-petite quantité; phénomène curieux, eu égard à l'état probable du sang en pareilles circonstances; car il nous semble qu'il est permis de Urine.

penser, d'après tous les symptômes, que non-seulement le sang est privé d'une grande partie de sa sérosité par les évacuations excessives qui ont lieu; mais qu'en outre les éléments des autres sécrétions y sont retenus en toute ou en grande partie. On devrait donc naturellement s'attendre à voir l'urine, pour peu qu'il y en ait de sécrétée, présenter des marques d'une déviation sensible de son aspect naturel. En supposant que le sang n'est point dégagé des éléments des sécrétions qui se font dans l'état de santé, quel effet pense-t-on que leur présence puisse avoir dans la production de quelques-uns des phénomènes de la maladie?

On a remarqué que les cas où la sécrétion de l'urine paraissait exister n'avaient pas moins de danger que ceux où cette sécrétion était entièrement suspendue. Mais une observation plus générale, c'est que l'apparition de l'urine, surtout lorsqu'elle est le résultat du *rétablissement* de la sécrétion, est toujours un signe très-favorable. Dans beaucoup de cas, la sécrétion de l'urine ne s'est rétablie que cinquante heures après le début de la maladie; et l'on a même rapporté que, pendant que le Cholera dominait dans un lieu, quelques individus avaient éprouvé une entière suppression d'urines, sans que leur santé souffrît d'autre dérangement. Les exemples de cette espèce se voient généralement pendant de fortes chaleurs et après de grandes fatigues.

Il n'y a point de symptômes du Cholera qui soient plus uniformes dans leur apparition et leur marche, que ceux qui appartiennent au sang et à sa circulation. Les rapports ont, en général, offert d'amples détails à ce sujet. Malgré cela, il a paru si important au Bureau-Médical, relativement à la pathologie de la maladie, que l'on a adressé une circulaire à environ trente officiers de santé, que l'on estimait devoir, par leur plus grande expérience dans le traitement du Cholera, être en état de fournir les renseignements les plus utiles. On appelait leur attention principalement sur les considérations suivantes : premièrement, quelle influence on pouvait supposer au sang chez les sujets attaqués de Cholera, dans la production de plusieurs des symptômes ? Secondement, sur la couleur qu'avait le sang tiré d'une veine chez la personne prise du Cholera. Troisièmement, quelle était la couleur du sang, après en avoir tiré une certaine quantité, et l'effet que chaque altération de couleur, pouvait avoir sur l'état du malade ? Quatrièmement, quelle était la couleur du sang quand on avait pratiqué l'artériotomie dans le Cholera ? Enfin, à quelle époque le sang avait été tiré après le commencement de la maladie ? Etat du sang.

Par les réponses à cette circulaire, aussi bien que par une multitude de témoignages, qui s'accordent avec elles, il est démontré que le sang des personnes attaquées de Cholera est d'une consistance épaisse et d'une couleur foncée contre nature. Ces conditions sont uniformément exprimées, en ce qui regarde la couleur, par les termes foncé, noir, couleur de goudron, et par ceux d'épais, filant, syrupeux, à demi-coagulé, pour ce qui regarde la consistance. Il est aussi amplement prouvé que le changement dans l'état du sang est en raison de la durée de la maladie, ce fluide étant, au commencement, presque ou tout-à-fait dans l'état naturel, et prenant plus ou moins rapidement une apparence morbide, à mesure que la maladie avance. On a cependant observé quelques cas rares, où cet état morbide du sang n'a point paru quoique la maladie eût déjà duré quelque temps, et il y a eu des exemples qui ont fait voir le sang couler facilement et sans beaucoup d'altération, quoique la mort vînt définitivement terminer la maladie.

Tous les praticiens ont trouvé l'extraction du sang très-difficile et incertaine. On a varié sur les causes de cette particularité, les uns l'attribuant à la faiblesse de la circulation, les autres à l'épaississement du sang, et plusieurs à l'action combinée de ces deux causes. L'on a constaté que le sang tiré aux personnes atteintes du Cholera est généralement privé de serum ; qu'il ne fait jamais voir de couenne à sa surface, et qu'il se coagule ordinairement très-vite. Il y a cependant eu des cas où la coagulation s'est opérée lentement et imparfaitement. La grande majorité des rapports établit, d'une manière claire, qu'après avoir tiré une certaine quantité de sang à un individu aux prises avec le Cholera, il est ordinaire d'en voir la couleur devenir plus claire, la consistance moins épaisse et la circulation plus active; toutes choses, d'ailleurs, qui servent toujours à établir un pronostic favorable. Toutefois, dans bien des cas l'on n'a point vu ces changements accompagner la saignée, bien que l'issue de la maladie ait été heureuse. Généralement on remarque que le sang éprouve moins de changement dans son aspect, dans les cas où le Cholera débute par des symptômes d'excitement, que dans ceux où les signes d'affaissement et de de collapsus se manifestent de bonne heure. Parfois l'on a trouvé, à l'ouverture des cadavres, le sang aussi coloré en noir dans le ventricule gauche que dans le ventricule droit du cœur : ce qui donne raison de croire qu'il avait subi le même changement dans tout le système artériel. La saignée ayant fréquemment été pratiquée à l'artère temporale, l'on a trouvé ce sang noir et épais comme celui des veines; mais il paraîtrait que l'on n'a communément eu recours à cette opération, qu'après avoir tenté sans succès de se procurer du sang par les veines des bras ou par les jugulaires. On n'a pu obtenir par cette voie que peu ou point de sang, l'artère se vidant par un filet languissant, sans jaillir en aucune sorte, et s'affaissant ensuite sur elle-même. On cite un cas où le chirurgien, désespérant des autres moyens, avait fait l'incision sur l'artère brachiale; mais la circulation était tellement éteinte qu'il ne vint pas de sang. Quand on a réussi à établir la réaction, le sang laisse quelquefois paraître une couenne à la surface.

Dans les cas de Cholera distingués par la liberté des mouvements mécaniques de la respiration, et par l'absence des grandes évacuations séreuses des intestins et de la peau, il eût été sans doute bien intéressant de constater, par un plus grand nombre d'exemples, quelles ont été la couleur et et la consistance du sang. Mais nous sommes forcés d'avouer que l'évidence est incomplète sur ces deux points. Chez les naturels, la respiration est généralement assez libre jusqu'au dernier stage; et quand on a pratiqué la saignée, le sang s'est toujours montré noir, qu'il y ait eu ou non des évacuations excessives. On est donc en droit d'en conclure, sans qu'il soit besoin de témoignages ultérieurs, que le Cholera met obstacle à la transformation naturelle du sang, malgré la liberté qu'il a trouvée dans son passage à travers les poumons. Nous serions aussi autorisés à conclure que la température du sang dans le Cholera est au-dessous de son type naturel, par le refroidissement qui a lieu non-seulement à la surface du corps, mais même sous les aisselles, ainsi qu'on s'en est assuré par l'application du thermomètre. Cependant ces conclusions ne sont pas suffisamment appuyées sur des observations bien exactes. Pour ce qui regarde les évacuations séreuses, nous ne sommes pas toujours sûrs que l'estomac et les intestins se soient vidés pendant la vie. On a quelquefois trouvé ces organes, après la mort, tout remplis de fluide, quoiqu'on n'eût observé ni vomissement, ni selles. Ainsi quoique la consistance épaisse du sang semble trouver une explication plausible dans l'effet que doivent produire sur lui les évacuations excrémentitielles excessives, en le privant de sa sérosité naturelle, quoiqu'aussi le contenu général des rapports tende à justifier cette conclusion, l'on ne peut toutefois s'empêcher de convenir qu'il y a lieu de croire qu'il s'est rencontré des cas où le sang a présenté occasionnellement ces mêmes conditions, sans que des évacuations excessives eussent précédé.

Terminaisons du Cholera.

Après tout ce que nous avons exposé jusqu'ici, il ne sera pas difficile de concevoir quelles sont les terminaisons du Cholera. L'opinion prononcée de la plupart des médecins, qui ont eu à lutter contre cette maladie, est que sa tendance à la mort est si forte, qu'elle ne peut jamais être vaincue par les seuls efforts de la nature. La même opinion résulte de toutes les observations, dans lesquelles on affirme qu'un retard de peu d'heures seulement met le malade hors d'état de retirer aucun fruit des secours de l'art, les heures étant dans cette maladie ce que les jours sont dans les autres. Malgré cela il y a des hommes qui, soit par une affectation de singularité, soit à cause des résultats malheureux de leur pratique, passent pour mettre en doute l'efficacité de la médecine dans la cure du Cholera, et pour attribuer les guérisons dont ils ont été les témoins aux seules forces de la constitution, sans l'aide d'aucun secours. Il faut avouer que l'on peut ne pas avoir de peine à se laisser aller à de tels sentiments, lorsque l'on compare avec les succès plus heureux des autres, qui ont eu à combattre un ennemi moins formidable, la triste expérience que l'on a faite des remèdes, au milieu d'une épidémie maligne, ou dans une suite de cas très-rebelles. On les éprouve surtout, quand on entend vanter les cures prétendues opérées par le moyen des établissements des naturels du pays. Ainsi, l'on voit qu'il n'est pas aisé d'arriver à une appréciation rigoureuse à ce sujet. Sans nul doute la mortalité a été très-grande dans les cas où l'on a recouru aux médecins européens. Mais, d'un autre côté, l'on ne peut guère donner une entière confiance aux rapports faits par les docteurs indiens, dont la véracité n'est pas bien sûre, et dont on ne peut nier l'incapacité pour distinguer les maladies. Ceux des rapports qui sont parvenus au Bureau-Médical de la part des naturels employés dans le revenu, tendent tous à prouver que la grande majorité de ceux qui ont été atteints du Cholera, et point secourus, a succombé. L'Ameen de Ganjam s'exprime ainsi : « Tous ceux qui sont attaqués du Cholera-Morbus n'en relèvent point : pour eux la mort est inévitable. » Le résident d'Hydrabad dit qu'il appréhendait que tous les cas traités par les naturels ne devinssent funestes. La famille d'un riche Naïr de Travancore, consistant en dix-neuf personnes, avait été enlevée en peu d'heures, à l'exception d'un seul individu. Une autre famille, composée de cinq personnes, avait péri en entier. M. Searle de Manantoddy assure que de vingt-huit villageois attaqués de Cholera, vingt-six étaient morts; les deux autres s'étaient rétablis par son assistance. On peut donc dire, avec vérité, que la mort est la terminaison habituelle du Cholera ; et que dans le fait, il y a peu de variété dans la marche que suit la maladie pour arriver à cette fin. On a déjà fait voir qu'elle consistait dans la suspension générale des fonctions naturelles, et la cessation graduelle des fonctions vitales, plutôt que dans un état fixe d'actions morbifiques. On a vu des cas où les fonctions vitales ont été plus subitement anéanties, et où la mort survenait avant le développement de tous les symptômes; d'autres où la vie s'éteint dans quelque commotion convulsive et soudaine de tout le système; enfin quelques-uns qui ressemblent à l'apoplexie. Il y a aussi des terminaisons mortelles à la suite d'inflammations locales qui succèdent, telles que la gastrite, l'entérite, l'hépatite, etc. Le canal intestinal semble spécialement exposé aux effets du Cholera; grand nombre de ceux qui en ont souffert ayant été ensuite atteints de dyssenterie. La terminaison favorable du Cholera ressemble à celle des maladies communément appelées spasmodiques; excepté tous les cas où sa longue durée enfante un autre appareil d'actions morbides, liées avec la lésion de quelque organe, ou avec l'affection fébrile du système sanguin. De même que l'on a fait consister la terminaison fatale du Cholera, dans une suspension des fonctions naturelles, et une cessation graduelle des fonctions vitales, de même on peut dire que la terminaison favorable n'est autre chose que le rétablissement de ces fonctions; changement qui s'opère ordinairement avec une étonnante rapidité; et qui survient souvent dans des circonstances en apparence les plus désespérées.

Rarement le diagnostic du Cholera se trouve enveloppé de quelque difficulté ou de quelque obscurité considérable. La distinction la plus importante est celle qui existe entre les deux espèces de Cholera, le Cholera biliosa et le Cholera asphyxia, surtout quand ce dernier paraît sous la forme qui s'accompagne au début de symptômes d'excitement. Quand les évacuations sont teintes en jaune ou verdâtres, quand la matière du vomissement a une saveur amère, et que la peau reste chaude, que le pouls se soutient en bon état, on peut regarder la maladie comme étant le Cholera bilieux, ainsi vulgairement appelé; mais lorsque après que les premières voies se sont débarrassées de leur contenu, les évacuations deviennent aqueuses, sans couleur, ou troubles, ou blanchâtres; lorsqu'il n'y a point d'urines, lorsque la surface du corps devient froide, lorsque les traits s'affaissent, que les esprits sont grandement abattus, et que le pouls s'efface promptement, on peut presque avec certitude regarder cet état comme constituant le Cholera asphyxia. A mesure que la maladie fait des progrès, la cessation du pouls aux extrémités, la peau des pieds et des mains Diagnostic.

froncie et ridée, l'inquiétude, la surdité, l'abattement général ne laissent aucun doute sur la nature de la maladie. Plusieurs affections dites nerveuses, telles que la syncope, la colique, l'hystérie, la dyspepsie, les spasmes de toute espèce, et la période de froid des intermittentes peuvent donner l'alarme, et faire craindre une attaque de Cholera, lorsqu'il règne dans le pays. Les remèdes applicables à tous ces cas étant également appropriés au traitement du Cholera dans le commencement, et les effets en étant à peu près les mêmes pour l'un comme pour les autres, il y a tout lieu de soupçonner que, dans bien des occasions, l'on a mal-à-propos pris les premiers pour le dernier. Quelquefois le Cholera débute sous les apparences d'une diarrhée insidieuse, ou survient après l'action des purgatifs, surtout des purgatifs salins. Alors il est extrêmement facile au malade comme au médecin de s'y méprendre. Ce que nous avons acquis d'expérience jusqu'ici laisse encore bien du doute, pour savoir si cette diarrhée est un vrai symptôme primitif du Cholera, ou simplement le signe précurseur d'une prédisposition à la maladie. La même observation s'applique aux effets des purgatifs. Dans ces cas difficiles, il faut bien consulter quelle peut être l'influence de l'épidémie qui règne alors. Si le Cholera domine en même temps, ces symptômes ne manqueront pas d'attirer l'attention ; et le plus sûr est de les traiter comme appartenant au Cholera. Malheureusement plusieurs des pertes, qui nous causent le plus de regrets, ont été la suite d'attaques de ce genre, prenant isolément, et n'éveillant les soupçons des malades que trop tard. Il semble même qu'il y a quelque chose de particulier dans le Cholera, pour aveugler le patient sur la véritable nature de son mal ; ou peut-être que ne reconnaissant que trop la tendance des symptômes qu'il éprouve, il cherche à bannir cette conviction, et ne peut se résoudre à supposer ou à croire qu'avec un dérangement si peu notable dans sa santé, il soit déjà sur le bord du tombeau.

On a constaté les résultats du Cholera après la mort, par l'ouverture d'un grand nombre de cadavres parmi les européens; mais c'est dans un cercle très-étroit que l'on a pu recourir à l'autopsie chez les naturels du pays. En général, on en a accusé l'aversion manifestée par les amis des indiens morts, pour l'opération en elle-même, comme si cette aversion leur était particulière. Il semble cependant que cela vient plutôt de ce que les soldats de l'Europe, quand ils meurent, ont rarement auprès d'eux des personnes assez proches et assez intéressées, pour s'arroger le droit de s'opposer à l'examen de leur cadavre;

tandis qu'au contraire, chaque naturel a des amis ou des parents qui ne le quittent point, et qui veillent à ce que les derniers devoirs soient rendus à sa dépouille. Il est donc probable que l'on rencontrerait autant de difficultés à cet égard de la part des européens, s'ils avaient comme les naturels un entourage, pour s'opposer à la dissection du corps de leurs parents ou de leurs amis.

Résultat des dissections.

Quoique dans ce pays ce soit dans les hopitaux destinés aux européens que les dissections ont généralement lieu, elles éprouvent cependant quelques inconvénients, qui doivent nécessairement servir jusqu'à un certain point à diminuer l'exactitude et le détail des renseignements qu'on en attend. La chaleur du climat impose l'obligation d'inhumer les corps, peu de temps après la mort. Elle impose aussi la nécessité d'enterrer à des heures marquées, soit aussitôt après le lever du soleil, soit aux approches de son coucher. Par conséquent, si un homme meurt à quelque temps que ce soit, entre le milieu du jour et le coucher du soleil, il est ordinairament enterré le matin suivant; s'il meurt n'importe quand, entre le soleil couché et midi, il est enterré dans la soirée d'après. Il s'ensuit donc que l'on n'a très-souvent qu'un temps fort limité pour les dissections. Mais l'urgence de ces circonstances a néanmoins quelques avantages, entre autres, celui d'être fréquemment obligés de procéder à l'opération, très-peu de temps après la mort. C'est principalement sur les cadavres des soldats d'Europe, que l'on a pratiqué l'autopsie. On sait que c'est une classe d'hommes particulièrement sujette, dans le climat de l'Inde, aux maladies des viscères, de toute espèce. D'après ces remarques, il conviendra d'examiner avec soin les rapports de dissection, en ce qui touche aux conditions générales des corps malades, et de faire une attention très-particulière à la signification précise des termes employés.

L'aspect extérieur du corps des européens morts du Cholera ressemble parfaitement à celui que nous avons dit exister déjà pendant la vie : la surface est livide, les solides sont retirés, la peau des pieds et des mains est toute ridée. Il ne paraît pas qu'il y ait de preuves suffisantes pour établir une tendance extraordinaire à la putréfaction, après la mort, ni que la cavité abdominale ait exhalé une puanteur caractéristique. On n'a trouvé aucuns signes particuliers de maladie dans celles des cavités qui sont tapissées de *membranes séreuses*, ou sur ces membranes elles-mêmes. On a trouvé presque d'une manière uniforme les cavités de la plèvre, du péricarde et du péritoine dans leur état naturel, ou bien les déviations qu'on y a rencontrées n'avaient manifestement aucune connexion avec le Cholera. Au contraire, les surfaces tapissées ou couvertes de *membranes muqueuses* ont très-généralement exhibé des signes de maladie. On va les décrire, à mesure qu'il sera question des organes auxquels ils se rapportent.

On a fréquemment trouvé les poumons sains et dans l'état naturel, dans les cas même où la respiration avait été très-gênée avant la mort. Cependant on les a trouvés bien plus généralement ou gorgés d'un sang noir qui leur avait enlevé leur couleur habituelle pour leur donner plutôt celle du foie ou de la rate, ou dans un état tout-à-fait opposé, c'est-à-dire, réduits à un volume extrêmement petit, logés dans le renfoncement des deux côtés de l'épine, et laissant la cavité du thorax presque vide. Cette apparence a été assez remarquable pour induire le docteur Pollock, chirurgien du 53e régiment de sa Majesté Britannique, à imaginer que cela ne pouvait être produit que par le développement, dans la cavité de la plèvre, d'un gaz capable de vaincre la pression atmosphérique. L'on a cependant appris qu'il s'était présenté des occasions de percer sous l'eau le thorax de plusieurs cadavres; et qu'il ne s'en était dégagé aucun gaz.

Comme il paraît qu'il s'est fait un vide absolu dans la cavité de la plèvre ; c'est-à-dire que les poumons ont cessé de la remplir, il semblerait que ces organes ont déployé une force de contraction suffisante pour surmonter la pression de l'atmosphère. Le sang contenu dans les poumons a toujours été noir, on a toujours trouvé le cœur et les gros vaisseaux distendus par le sang ; mais pas généralement autant que la faiblesse visible de leur faculté expulsive et la retraite du sang vers le centre auraient porté à le croire. Ce n'est point une chose particulière au Cholera, que le ventricule et l'oreillette droite soient gorgés de sang : mais on peut regarder comme un phénomène qui lui est propre, le sang *foncé* ou *noir* dont on a trouvé les cavités gauches remplies dans quelques ouvertures de cadavres. Dans la cavité abdominale les enveloppes péritoniennes des viscères étant des membranes séreuses, n'offrent en général que très-peu de déviations de l'état sain : accidentellement, à la vérité, leurs surfaces extérieures laissent voir une turgescence et une teinte bleuâtre, qui prouvent qu'il y a eu accumulation morbifique du sang dans les vaisseaux des viscères. On les trouve aussi portant des traces d'inflammation, surtout si le malade a traîné long-temps avant de mourir. Dans les autres cas, tout le tube alimentaire a eu une couleur pâle, tant à l'intérieur qu'à l'extérieur. L'estomac et les intestins conservent généralement leur volume ordinaire. L'épiploon ne laisse voir aucun changement dans le Cholera. L'estomac est si diversement affecté qu'on ne peut fonder sur son état aucun raisonnement pathologique. On le trouve très-rarement vide ou grandement contracté après la mort, et l'on a bien peu souvent découvert quelque apparence de stricture spasmodique au pylore. Le cas s'est pourtant présenté quelquefois. Ce que contient l'estomac est principalement ce que l'on y a introduit, sans presque aucune altération ; on y rencontre parfois des matières jaunes, verdâtres, ou troubles. On dit l'avoir vu tapissé de calomel. On a constaté divers signes d'inflammation active ou d'un état de congestion des vaisseaux tantôt dans une partie, tantôt dans une autre. Les parties semblent comme sphacelées, épaissies, amollies et friables ; bref, offrant une si grande variété d'aspects depuis l'état parfaitement naturel, jusqu'à celui de la plus grande altération, qu'on n'en peut tirer aucune lumière bien positive par rapport à la maladie.

Quelquefois le tube intestinal est affaissé; mais le plus souvent, il est plus ou moins rempli d'air, distendu dans quelques points en forme de sacs ou poches remplies d'un fluide blanchâtre, trouble, brun ou verdâtre. Dans d'autres cas, il offre l'aspect d'une contraction spsatique. Ce dernier état n'est pas commun. On ne rencontre dans les intestins ni matières fécales, ni autres solides; mais très-communément de grandes quantités de fluide ressemblant au çonjée ou à une matière séreuse trouble. On a vu le duodénum, et parfois le jéjunum chargés d'une matière blanchâtre adhérente, ou d'un mucus verdâtre; dans d'autres cas, on les a trouvés comme dénudés de leur mucosité naturelle, et souvent parfaitement sains. Des traces de bile, ou de substances évidemment venues de l'estomac, sont extrêmement rares dans les intestins. Il est reconnu que les congestions sanguines, et même l'inflammation active sont plus communes dans les intestins que dans l'estomac. Mais, d'un autre coté, les exemples de l'absence de ces signes sont très-nombreux. L'on s'est assuré que le canal thoracique était vide de chyle. On a communément trouvé le foie gorgé de sang, mais pas toujours. C'est, comme on sait, un organe très-vasculaire; et il faudrait probablement plus de soin et de détail que l'on n'en a mis dans les dissections, pour être en état de distinguer entre le degré de congestion où l'arrêt du sang, après la mort, laisse le foie dans les autres maladies, et celui que l'on observe à la suite d'une attaque de Cholera. La vésicule du fiel a toujours contenu de la bile, et, dans le plus grand nombre de cas, on l'en a trouvée complètement remplie. Comme cela arrive ordinairement quand cette sécrétion est retenue, la bile prend une couleur foncée. L'on a remarqué dans les conduits biliaires des états très-différents, les cas de constriction et d'imperméabilité étant à peu-près aussi nombreux que les cas d'une nature opposée.

Nous pouvons affirmer que la vessie urinaire s'est toujours trouvée sans urine et excessivement contractée. Sa membrane muqueuse, comme celle des uretères, est tapissée d'un fluide muqueux blanchâtre. On a généralement présenté la petitesse de la vessie après la mort, comme le résultat d'un spasme violent. Mais il n'est pas rare de la trouver également rappetissée après la mort, dans d'autres maladies; et il paraît qu'il est de la nature de cet organe, quand il est vide, de se contracter de manière à ne plus laisser de cavité. Le docteur Baillie, dans son anatomie pathologique, parle ainsi de ce fait : « On trouve aussi, dit-il, la vessie contractée à un tel point, qu'il lui reste à peine un peu de cavité. Il ne faut pas néanmoins regarder cela comme une maladie ; mais simplement comme occasionné par une très-forte contraction de la tunique musculaire de la vessie, peu de temps avant la mort. » L'aspect de la rate qui est si varié dans les différents états du corps après la mort, n'a rien offert que l'on pût noter comme appartenant au Cholera. On a généralement trouvé les vaisseaux du mésentère extraordinairement pleins de sang.

Souvent l'on a rencontré à la tête, des signes de congestion et même d'extravasation ; mais pas assez généralement, ni à un degré assez marqué pour exiger que l'on en fît une mention particulière. On a cité un seul cas où la moelle épinière a été le sujet d'un examen particulier. On y aperçut les signes d'une grande inflammation dans sa gaîne. Mais il paraît que ce cas avait été, en quelque sorte, un cas mixte.

D'après cet aperçu général des observations recueillies par l'ouverture des cadavres de personnes mortes du Cholera, il est bien évident que l'instruction que l'on en peut tirer est purement négative sous le point de vue pathologique. Par rapport à la pratique, il en est autrement, et elle peut avoir une grande importance, surtout dans le traitement des suites du Cholera.

Explication des symptômes.

En entreprenant d'expliquer les symptômes du Cholera, il sera nécessaire de chercher à les généraliser.

On a vu que les fonctions naturelles sont toutes chacunes à leur tour troublées, interrompues, suspendues : on s'est convaincu en même temps qu'il n'est pas une de ces fonctions que l'on trouve constamment et *invariablement* affectée par la maladie. Quant aux fonctions vitales, l'on peut regarder comme certain que celles du cœur et des vaisseaux sanguins le sont *invariablement* par le Cholera. On peut présumer que celles du poumon sont constamment attaquées, puisqu'il n'est pas possible de supposer qu'elles s'exécutent parfaitement bien dans l'état où la maladie jette la circulation. Cette présomption reçoit une grande force de l'aspect du sang, de la couleur livide du corps en général, et de la chute de la chaleur animale. Les fonctions animales, celles de l'intelligence aussi bien que celles du mouvement volontaire, paraissent les dernières affectées de toutes les autres. Nous avons vu que les membranes séreuses ne sont pas nécessairement affectées dans le Cholera, tandis que les membranes muqueuses, en y comprenant la peau qui est de nature analogue, le sont; et que cette affection est invariable dans une partie ou dans l'autre. Afin toutefois de bien faire comprendre les remarques que nous avons à faire à ce sujet, il est nécessaire de bien expliquer ce que l'on entend ici par le terme membrane muqueuse. Ce nom distinctif, tel que l'emploie Bichat, désigne les enveloppes du corps dont une des faces est adhérente à quelque partie du corps lui-même, et dont l'autre face est destinée à se trouver en contact avec des matières étrangères ou autres qui, provenant du corps, sont invariablement excrémentitielles. Bichat lie ensemble la peau qui est l'enveloppe *extérieure* du corps avec les membranes qui forment la paroi *interne* de tous les passages et de toutes les cavités libres ; et il considère les dernières comme une vraie continuation de la première. Ainsi la peau et la membrane qui tapisse l'oreille, les orbites, les narines, la bouche, la trachée-artère, les poumons, celle qui revêt l'œsophage, l'estomac et les intestins sont continues ; la membrane qui tapisse l'urètre, la vessie et les uretères; celle du vagin, de la matrice, etc., offre une moindre surface continue avec la peau, mais qui ne l'est pas *directement* avec la membrane qui couvre les passages ci-dessus mentionnés. Les membranes séreuses, au contraire, ne sont point destinées à entrer en contact avec des corps étrangers ; et elles ne sont pas continues avec la peau. L'affection de la peau et des membranes muqueuses dans le Cholera est prouvée par le froid et le relâchement de la première, et, dans les dernières, par l'état de l'estomac et des intestins, d'où sort en abondance une évacuation aqueuse ou muqueuse ; et par l'état de la vessie et des uretères que l'on trouve tapissés d'un enduit muqueux, semblable à celui qui se rencontre dans les autres passages.

On a toujours présenté le fluide qui s'évacue parfois de la vessie comme *limpide, sans couleur*, en petite quantité ; ce qui induirait à penser que ce n'est point de l'urine, mais seulement une simple exsudation de la membrane interne. Ce qui prouve encore que les membranes muqueuses sont affectées, c'est l'état humide de la bouche, lors même que la soif est très-urgente ; et l'état des yeux, qui semblent fournir une sécrétion, ou exsudation particulière sous la forme de pellicule.

Il n'y a certainement point de preuves positives que toutes les sécrétions glanduleuses soient suspendues dans le Cholera, comme on l'a communément supposé. Par exemple, l'on a imaginé que la sécrétion de la salive manquait à cause de la sensation de soif extrême que l'on éprouve. Mais la même sensation de soif se fait remarquer dans le ptyalisme occasionné par le mercure. En voyant l'absence de la bile dans les évacuations, on a pensé que la sécrétion en était interrompue ; mais il paraît que dans tous les cas, à peu près, il y a abondance de bile dans la vésicule du fiel ; et dans le compte que l'on rend des dissections, il est reconnu que l'on a exprimé de la bile des pores biliaires, comme quand la sécrétion de ce fluide a suivi son cours. L'on a aussi supposé qu'il y a suspension de la sécrétion des urines ; mais l'histoire de plusieurs cas prouve que même dans les attaques les plus malignes du Cholera, il y a eu évacuation d'urine, ou d'un fluide qui lui ressemblait. Nonobstant cela, l'opinion uniforme de presque tous les gens de l'art qui ont traité le Cholera, est, que s'il n'y a pas suppression absolue des sécrétions naturelles, il y en a du moins une interruption très-considérable. Pendant que les sécrétions naturelles sont ainsi suspendues ou interrompues, il s'établit d'autres évacuations dont la nature ne nous est pas très-bien connue. Nous n'avons point d'analyse chimique du fluide chassé par la peau, l'estomac ou les intestins, et nous ne pouvons dire si c'est une sécrétion morbide particulière au Cholera, ou simplement une augmentation de la sécrétion naturelle. Quelques-uns ont cru que la matière évacuée par les intestins ressemblait au chyle, d'autres ont cru qu'elle en était effectivement. Cependant il est évident qu'il n'y a point de production du chyle tant que domine le stage aigu de la maladie, et aucun de ses éléments n'est présent dans les intestins; tandis que le reflux du chyle hors du canal thoracique imaginé par quelques-uns est évidemment impossible, à raison des valvules de ce conduit. Les évacuations ont une grande ressemblance avec celles que l'on observe dans quelques autres états maladifs. On ne peut exactement distinguer la sueur froide du Cholera d'avec celle que l'on rencontre dans plusieurs désordres des organes digestifs ; ni les évacuations séreuses de l'estomac et des intestins dans cette maladie, d'avec celles qui ont lieu dans l'hystérie, et après des doses excessives de sels neutres. L'état actuel de nos connaissances ne nous permet pas aussi de distinguer entre les excrétions actives et les excrétions passives. Si l'on parvenait à prouver que les évacuations dans le Cholera sont purement *passives* et le résultat de la diminution de l'énergie des vaisseaux, ce serait un grand pas de fait dans la pathologie de cette maladie.

Conformément à ces idées on peut expliquer les symptômes du Cholera en admettant une diminution de l'énergie du système des nerfs, et principalement de ceux qui appartiennent aux fonctions vitales et naturelles. De là, les spasmes et les mouvements irréguliers des muscles, que l'on observe également dans d'autres cas de la diminution de l'énergie nerveuse. De là aussi le désordre de l'estomac provenant quelquefois du spasme de ses fibres musculaires, et quelquefois de la surcharge de ses vaisseaux. De là encore la suspension des facultés digestives de l'estomac, et son insensibilité à l'action des stimulants ordinaires. De là aussi les affections du tube intestinal, qui ont avec celles de l'estomac tant de ressemblance, qu'il est inutile de les répéter. Il en est aussi quelques-uns qui, dans une maladie éminemment congestive comme le Cholera, ne manqueront pas d'imputer ces symptômes à l'*error loci* du sang. Si un sang rouge et artériel comprime les origines des nerfs, il en résultera une action insolite et des spasmes. Si c'est un sang noir, l'action des nerfs sera diminuée ou détruite; et l'état qui s'ensuivra ressemblera à la paralysie. On peut regarder comme une preuve de l'état d'atonie de ces organes dans le Cholera, qu'il n'a jamais été possible de découvrir dans les intestins, ni matières fécales, ni chyme, ni aucune apparence d'aliments digérés descendus de l'estomac, du moins rien de tout cela que l'on puisse supposer s'être formé lorsque la maladie existait d'une manière décidée. Par rapport à ce qui concerne la vésicule du fiel, on la considère en général comme n'étant pas musculaire, et après la mort on la trouve ou flasque, quand elle ne contient qu'une petite quantité de bile, ou distendue, lorsqu'elle en contient beaucoup. Bichat prétend qu'elle n'est pas contractée en raison du volume de ce qu'elle contient. Mais, dans son anatomie pathologique, le docteur Baillie observe que la vésicule du fiel est quelquefois distendue par la bile de manière à doubler presque de volume; que dans d'autres circonstances, il n'y a pas du tout de bile dans sa cavité, et qu'alors elle est de couleur blanche et réduite à un très-petit volume. Bichat enseigne que c'est le stimulus du chyme passant aux embouchures des conduits biliaires, qui provoque la bile à couler dans le duodénum; que quand l'estomac est à jeun ou vide, ainsi que pendant la digestion gastrique, il ne coule que peu ou point de bile, qui est alors amassée dans la vésicule du fiel; mais qu'elle se met à couler en abondance dès que la digestion intestinale a lieu. Si cela est vrai, l'on peut donner une raison plausible de la présence de ce fluide dans la vésicule du fiel et de son absence des intestins dans le Cholera. En premier lieu, il a paru qu'aucun procédé analogue à la digestion ne se faisait apercevoir dans le Cholera, soit dans l'estomac, soit dans les intestins : par ce moyen, les conduits biliaires manquent de leur stimulus accoutumé. En second lieu, comme il est d'observation que la majeure partie des attaques prend la nuit, ou de grand matin, nous trouvons dans cette circonstance une autre raison qui explique pourquoi la vésicule du fiel se trouve si fréquemment remplie de bile; car, chez les sujets pris de la maladie à pareilles heures, le travail de la digestion a dû sans doute être achevé; la bile avait en conséquence cessé de fluer dans le duodénum; elle avait commencé à s'amasser dans la vésicule du fiel, à s'épaissir, à y devenir plus foncée et plus acre. Certainement il existe encore d'autres causes de la rétention de la bile dans la vésicule du fiel. On a vu les conduits biliaires presque imperméables, à raison de leur état de spasme ou de contraction, sur le cadavre de bien des sujets que l'on examinait après être morts du Cholera; et quoique, dans beaucoup d'autres cas, on ait trouvé les mêmes conduits perméables après la mort, bien que la suppression de la bile eût été également complète, il n'en faut pas conclure que ces conduits n'étaient point dans un état de constriction pendant la vie. L'on admet donc que le spasme ou la constriction des conduits biliaires est une cause ordinaire de la rétention de la bile; mais comme nous avons fait voir que cette rétention est un phénomène presque universellement constant dans le Cholera, tandis qu'il n'est nullement prouvé que l'existence du spasme, dans quelque partie du corps que ce soit, soit un symptôme constant, il paraît qu'il reste à assigner quelque autre cause de ce phénomène, que celles que l'on a tenté d'établir. La vessie urinaire étant douée de forces musculaires très-grandes, peut souffrir de l'influence des spasmes irréguliers, ou l'absence seule de l'urine pendant quelques heures peut suffire pour permettre la diminution de sa cavité par la contraction naturelle de ses muscles, comme on l'a déjà observé. La diminution supposée de l'énergie du système nerveux rend raison de l'état de dépression de la circulation, et des altérations de la respiration; car nous pouvons penser que ces deux fonctions sont si intimement liées entre elles, que l'irrégularité de l'une ne peut guère manquer de se faire sentir à l'autre. On n'entend point cependant affirmer ici que la suppression de la circulation et l'altération de la respiration soient l'une à l'autre dans le rapport de la cause à l'effet. Nous croyons plutôt que toutes deux sont les effets de la même cause. Il semble aussi que nous sommes autorisés à croire que dans beaucoup de cas les poumons sont soumis à une action spasmodique, qui occasionne dans leur volume cette extrême réduction que l'on a si souvent remarquée après la mort. Mais on peut au moins douter que rien indique un spasme dans le cœur et dans les gros vaisseaux. Malgré cela, nous devons convenir que, même en admettant la doctrine de la diminution de l'énergie nerveuse, et qu'en accordant comme vraies les inductions que nous en avons tirées ci-dessus, nous ne faisons cependant que bien peu de chemin pour arriver à une explication satisfaisante, soit des symptômes, soit de la cause prochaine de la maladie. La diminution présumée de l'énergie du système nerveux ne s'accorde pas très-facilement avec l'action désordonnée de quelques parties, qui a évidemment lieu dans plusieurs cas de Cholera; et il n'est pas moins difficile de comprendre comment tant de fonctions du cerveau et des nerfs seraient presque anéanties, tandis qu'en même temps l'intelligence et même la puissance des mouvements volontaires seraient comparativement si peu affectées.

Causes prédisposantes.

Tous les rapports s'accordent à démontrer que les sujets jeunes, sains et vigoureux sont les moins exposés au Cholera. Les observations de la plus grande partie de nos officiers de santé se bornant à ce qu'a pu leur fournir leur pratique dans des hopitaux militaires, nous n'avons pas de données suffisantes pour déterminer si un sexe est plus particulièrement que l'autre sujet à la maladie. Mais si la première remarque est bien fondée, l'on peut conjecturer que la plus grande délicatesse des femmes, et peut-être leur plus grande aptitude aux désordres nerveux engendrent chez elles une plus grande disposition à la maladie que chez les hommes. Les enfants sont sujets au Cholera; mais l'on a remarqué, spécialement dans les rapports de M. Euglaud, que les enfants, qui n'ont encore fait que téter, n'étaient pas susceptibles de prendre la maladie. Il convient toutefois de ne pas donner trop d'extension à cette remarque; parce que le petit nombre de sujets pris dans cette classe, en comparaison de tous les autres, ôte évidemment la facilité de former une juste appréciation à cet égard.

On a aussi remarqué généralement que les personnes affaiblies par une maladie récente, ou par les remèdes pris pour la guérir, et même que ceux qui avaient actuellement une maladie aiguë, étaient très-susceptibles de contracter le Cholera. Des sujets au milieu d'un traitement mercuriel en ont fréquemment été pris, ainsi que les femmes enceintes. Une attaque de la maladie, loin d'être un préservatif contre une nouvelle attaque, semble plutôt y prédisposer. En un mot, toutes les causes qui disposent par avance aux affections nerveuses et cachectiques prédisposent aussi au Cholera. Mais il ne faut pas en même temps perdre de vue, quand on en veut juger les effets sur une population, que les pauvres et les gens de travail, qui constituent la grande majorité parmi les hommes, forment les classes les plus exposées à toutes ces causes.

Causes éloignées et excitantes.

Les causes éloignées et excitantes que l'on a

désignées comme propres à engendrer le Cholera, ne diffèrent pas en général de celles qui sont consignées dans les livres de médecine, comme causes de nos autres maladies. Celles sur lesquelles on insiste le plus, sont les erreurs de diète et les changements subits dans le régime, les vicissitudes de l'atmosphère, l'action de certains médicaments, la fatigue, les dangers, les passions déprimantes, et en général toutes les causes éloignées des maladies de la classe des névroses. On sentira aisément que la plupart ou même la totalité de ces causes n'ont pas cessé d'agir depuis le commencement du monde; et qu'ainsi qu'on l'a remarqué précédemment, elles sont telles que la grande masse des hommes y est exposée dans toutes les contrées du globe. C'est donc seulement pendant l'opération de quelque autre influence que l'on peut attribuer quelque effet à de pareilles causes éloignées. Mais par rapport au Cholera, même pendant l'existence de cette influence présumée, nous avons eu, dans les mêmes temps et dans les mêmes lieux, des exemples sans nombre de l'innocuité de ces causes éloignées généralement admises.

Par exemple, lorsque le Cholera régnait à Madras, les laboureurs employés à certains travaux publics, qui étaient protégés contre le mauvais temps, bien vêtus, bien nourris, qui n'avaient point de tâche extraordinaire à remplir, en furent rudement maltraités, tandis qu'un corps de plusieurs centaines d'hommes employés à creuser et à nettoyer le lit de plusieurs amas d'eaux stagnantes, saumâtres et extrêmement corrompues par les chaleurs excessives de la saison, aussi bien que pendant le temps froid et pluvieux, échappèrent entièrement à la maladie. Cette exemption est d'autant plus remarquable que, pour prévenir l'accumulation de l'eau, beaucoup d'entrè eux travaillaient la nuit, étant par là plus exposés, avec de mauvais vêtements, aux vicissitudes les plus extrêmes du froid et du chaud, et à toutes les exhalaisons et émanations de l'air infecté dans lequel ils travaillaient. Il n'est pas difficile de concevoir que la fatigue et les hasards de la vie des camps dans l'Inde, surtout par un temps humide, puissent être des causes fréquentes de Cholera; et il n'y a pas de doute que plusieurs des corps en marche en ont cruellement souffert. Mais si nous portons sur ce sujet un examen plus approfondi, il se présentera quelques considérations qui rendent l'effet de ces causes extrêmement douteux. Deux corps qui marchent ensemble, et en apparence soumis à tous égards aux mêmes circonstances ne souffrent pas toujours également; un des corps contracte la maladie à un violent degré, dix, quinze jours avant l'autre; ou l'un des deux est attaqué, et l'autre en est entièrement exempté. Un corps a fait une marche de quelques centaines de milles, et souvent dans des circonstances très-défavorables, sans que le Cholera se soit montré; et, malgré cela, lorsque rien de nouveau n'est survenu, lors même que toutes les circonstances extérieures se sont améliorées, le Cholera s'y montre tout-à-coup avec violence. La route aura été à travers un pays, où le Cholera n'était pas connu parmi les habitants, et cependant le corps en marche en souffre et le transporte avec lui; ou bien les habitants de la contrée souffriront beaucoup de la maladie, et la troupe passe impunémeut au milieu d'eux. Un corps sera à la distance d'un jour ou deux à la suite d'un autre corps travaillé du Cholera, et il n'en ressentira aucune atteinte. Un corps contracte la maladie en se transportant dans un pays élevé, un autre en descendant dans un terrain bas. Dans un campement, un corps est attaqué pendant que le reste échappe; ou un corps demeure exempt de la maladie pendant qu'elle règne dans tout le reste du camp. Il est pareillement à remarquer que la nourriture des troupes en marche est toujours la même que celle du pays qu'elles traversent, les approvisionnements du jour se faisant à chaque halte.

Nous avons constaté, par les rapports et par

l'examen du pays que la maladie a parcouru, que le Cholera paraît, et est également violent pendant tous les états de l'atmosphère, au milieu de toutes les diversités de surfaces du pays, et de toutes les variétés de conditions du peuple. Il paraît cependant certain qu'un corps en marche est plus exposé à gagner le Cholera qu'un corps en repos dans ses quartiers; et, à en juger d'après toutes les circonstances, on pourrait croire que certains trajets sont plus dangereux que d'autres pour ceux qui les font. De là, une grande partie du danger que court un corps en marche vient plus du pays défavorable qu'il traverse que des fatigues et des privations de la route. On a vu le Cholera régner dans une compagnie de recrues d'Europe logée dans les casernes du fort Saint-Georges, tandis qu'il n'en existait pas un seul cas dans la même classe d'hommes arrivant en même temps et conduits directement à Pounamallec ou au mont Saint-Thomas, ni dans la compagnie ci-dessus mentionnée, dès qu'on l'eut délogée et conduite au mont Saint-Thomas.

On n'a conservé la mémoire d'aucun navire venant d'Europe, ayant un seul malade atteint de Cholera avant que d'avoir communiqué avec la terre; mais on a beaucoup d'exemples de l'apparition de la maladie à bord des navires partant du continent de l'Inde. Dans ces cas, l'on n'a pas constaté bien précisemment toutes les époques auxquelles la maladie s'est montrée, mais on croit qu'aucun bâtiment n'en a souffert après avoir dépassé de beaucoup le tropique du Cancer. L'exemple cité par M. Corbyn, dans son essai sur le Cholera, et observé à bord d'un navire venant d'Europe, ne paraît pas, d'après l'examen attentif des symptômes, devoir faire exception à la vérité de la remarque ci-dessus. L'œdème est indiqué comme un des symptômes de la maladie qui se déclara à bord de ce navire, et jamais pareil accident n'a été observé dans le Cholera de l'Inde.

On a cité beaucoup d'exemples de Cholera à la suite de l'usage des sels neutres purgatifs. L'effet de ces sels a effectivement beaucoup de ressemblance avec une partie de ce que l'on observe dans le Cholera. Les selles claires, séreuses, débilitantes, le frisson, les paroxismes fébriles, chez les sujets enclins aux intermittentes, montrent clairement que leur usage n'est pas sans danger, surtout lorsque le Cholera règne. On a vu des exemples de cette maladie terminés par la mort, pour avoir bu des liqueurs malsaines. On cite celui d'un détachement de six hommes, qui, après avoir bu ensemble, furent tous saisis de la maladie, dont plusieurs moururent. Trois hommes ayant mangé en même temps des graines de la plante de corail, eurent tous les symptômes d'un violent Cholera. Souvent on a observé que de grands verres d'eau froide avaient occasionné des rechutes ; on assure même que cela seul a suffi pour déterminer la maladie.

Il est donc évident que les causes éloignées, occasionnelles ou excitantes, que l'on a mentionnées comme capables de donner naissance au Cholera, ne sont pas plus particulières à cette maladie qu'à beaucoup d'autres; et que par conséquent il faut chercher quelque autre cause pour rendre raison de son apparition. Les praticiens ont exprimé d'une manière très-générale cette cause en se servant des termes *influence épidémique du Cholera.* Nous n'entendons pas toutefois restreindre la recherche de la nature de cette influence aux cas d'attaques *épidémiques* proprement dites; mais nous voulons considérer la cause principale des attaques sporadiques, aussi bien que des attaques épidémiques, comme étant essentiellement la même. Dans le dernier cas elle prend plus d'activité par la coopération de diverses circonstances, ainsi qu'il arrive dans beaucoup d'autres maladies. Ainsi donc, par le mot *épidémique*, nous entendons l'opération purement générale, mais insolite d'une cause spécifique.

Il est naturel d'après cela de chercher, soit dans l'atmosphère, soit dans le sol et les productions des contrées où il a régné, la cause immédiate du Cholera, en d'autres termes la cause épidémique ; ou bien de la poursuivre dans une puissance *sui generis*, naissant nous ne savons pas comment, mais qui, une fois existante, a la faculté de se propager en constituant ce que l'on appelle contagion ou infection. Chacun de ces objets sera le sujet de quelques réflexions.

Par rapport à l'influence atmosphérique, les observations historiques générales que nous avons fait précéder, tendent à faire voir que le Cholera n'a été borné ni à une période de temps particulière, ni à quelques localités spéciales du pays, mais que cependant il a plus dominé dans un temps que dans un autre, et dans une contrée que dans une autre. Les papiers originaux et historiques servant de base au présent rapport, et les autres publications relatives au même sujet dans le Bengale et à Bombay, prouvent tous également que le Cholera a le pouvoir d'exercer son influence sans diminution dans tous les états de l'atmosphère, autant du moins qu'on en peut acquérir la preuve par le témoignage des sens, ou le constater par les instruments météorologiques. Ainsi, nous avons vu la maladie durer près de sept ans. Dans cet intervalle elle s'est étendue, dans l'est, à la Chine et aux îles Philippines, dans le sud, à l'île Maurice et à Bourbon, et en Perse et en Turquie, à l'ouest. Nos relations ne nous mettent pas en état de juger si ce tour, quelque vaste qu'il soit, constitue les dernières limites qu'a atteintes la maladie, ou celles qu'elle atteindra. Jusqu'ici l'on manque de renseignements sur lesquels on puisse compter, pour déterminer ses progrès vers les régions plus froides du nord. Quoique le Cholera semble avoir pris naissance, s'être maintenu et étendu, malgré tous les états et tous les changements sensibles de l'atmosphère, sa marche sur la surface du pays a cependant été singulièrement uniforme dans certaines directions de son cours. En même temps, il y a eu des exemples remarquables et fréquents de villes et de villages qui ont été exempts de la maladie, bien que situés dans le cercle ou dans le voisinage de la ligne tracée par ses progrès.

De cette manière, nous avons, d'une part des arguments pour prouver que la cause du Cholera existe dans l'atmosphère, et d'une autre part des raisons non moins fortes de croire que l'influence morbifique peut être quelque chose issu du sol, qui se trouve inégalement répandu dans l'air et seulement dans certaines circonstances. Si l'influence de l'air existait réellement, les vaisseaux arrivant dans les mers de l'Inde devraient se ressentir de cette influence épidémique de l'air ; mais il est certain au contraire, comme on l'a déjà dit, qu'on ne se rappelle pas un équipage qui ait souffert du Cholera avant que le vaisseau se fût mis en communication avec la terre.

Il semble donc qu'il n'y a aucune raison de croire que la cause du Cholera, si elle existe dans l'atmosphère, puisse jamais se découvrir dans aucun état particulier de ses qualités sensibles. Il serait également inutile de se livrer à la recherche des proportions de ses parties constitutives, du moins s'il est permis d'en juger par les tentatives qui ont été faites dans des vues semblables, par rapport à beaucoup d'autres épidémies, et qui ont toujours manqué de succès, pour répandre quelque lumière sur ce sujet. Si l'influence épidémique réside véritablement dans l'atmosphère, on ne peut, suivant notre manière de voir, l'attribuer qu'en termes généraux à la présence de quelque substance ou qualité de nature délétère, dont elle se trouve imprégnée, qualité ou substance qui a, dans tous les temps, échappé à l'appréhension des sens de l'homme, et que l'on n'a sentie que par ses effets.

Suivant nos tableaux météorologiques, on voit que les hauteurs moyennes du baromètre et du thermomètre n'ont jamais varié, d'une quantité bien importante, d'une année à l'autre, depuis 1815 jusqu'en 1821. La hauteur moyenne du baromètre des cinq années de 1815 à 1820 correspond exactement avec cette hauteur moyenne des cinq années précédentes ; et, pour la même période de temps, il n'y a de différence que d'un degré et quart dans les hauteurs du thermomètre. Les principales variations qui ont distingué les années 1817 et 1818, viennent des quantités de pluies et de la direction des vents. Pour juger jusqu'à quel point on peut lier le Cholera avec ces phénomènes, il faut avoir soigneusement attention à la manière dont il a parcouru la Péninsule. En 1817, la maladie ne parut point. En 1818, elle se montra dans les parties le plus au nord. Le temps était alors humide en certains endroits, et sec dans d'autres ; dans quelques-uns, les pluies périodiques accoutumées régnaient. Il s'avança dans toutes les directions, et ne s'étendit aux points les plus méridionaux qu'en 1819, lorsqu'il était présumable que les irrégularités des saisons précédentes avaient perdu tout leur effet. Après que les saisons eurent repris leur régularité accoutumée, et, plus récemment encore, après qu'un changement entièrement opposé à l'état de 1818 eût dominé, c'est-à-dire un temps de sécheresse extraordinaire due à l'absence des pluies de la mousson de nord-est, le Cholera a malheureusement continué de régner sans interruption, sporadiquement de toute part, et épidémiquement parmi plusieurs corps de troupes en marche, sous une forme très-sévère et entraînant une grande mortalité. Si donc l'irrégularité des saisons, en 1817 et 1818, a donné naissance au Cholera, nous pensons que ce ne peut être que d'une manière indirecte et que nous ne connaissons pas; et sa continuation, après avoir une fois pris le caractère épidémique, paraît au fond n'avoir eu aucune connexion avec les conditions sensibles du temps.

Influence de l'électricité.

L'on a assigné l'électricité de l'atmosphère, et en particuliers a diminution, comme cause immédiate du Cholera. L'habileté et la persévérance que l'on a mises à défendre cette théorie, méritent qu'on s'en occupe particulièrement. Suivant la théorie de M. Orton, qui suppose la diminution de l'électricité, ce fluide est le grand agent de la vie, le premier mobile du cerveau et du système nerveux. Il prétend que les fonctions de ces organes consistent dans une certaine influence que l'électricité est censée exercer par une sorte de combinaison avec eux, qui constitue ce qu'il appèle *le fluide nervo-électrique*. Il s'ensuit de cette hypothèse que tout changement dans l'électricité de l'atmosphère produit à l'instant de grands effets sur le système de la vie; du moins c'est ce qu'admet M. Orton, quand il dit: « Si l'on prouve, dans un seul cas d'attaque générale, qu'il n'y a pas défaut d'électricité dans l'air qui est inspiré, toute la théorie croule nécessairement. » Maintenant quoique nous n'ayons pas les moyens de constater, par des expériences directes, l'état précis de l'électricité atmosphérique durant les attaques de Cholera, il est pourtant suffisamment prouvé que la maladie a sévi avec une égale violence, quelque fussent les qualités sensibles de l'air; et, dans le fait, beaucoup d'attaques ont eu lieu par un temps clair et serein; et lorsque tout dénotait l'état le plus tranquille du fluide électrique. Mais en supposant que la diminution d'électricité soit la véritable et seule cause prochaine du Cholera admise par la théorie, il est clair qu'on peut lui objecter de limiter son influence aux seuls cas épidémiques; car tout cas particulier sporadique ou autre devrait nécessairement être l'effet de la même cause prochaine, et cependant les cas sporadiques ont, pendant plusieurs des années dernières, été trop nombreux et trop uniformes dans la manière dont ils se sont présentés, pour autoriser à conclure qu'ils avaient une liaison quelconque avec quelque état particulier que ce soit de l'électricité atmosphérique.

Néanmoins, tout en admettant que l'électricité est un grand et puissant agent par rapport aux êtres inanimés, il ne s'ensuit pas que son influence pénètre également toute la nature animée. Ne peut-on pas demander si l'action d'un pareil agent est sans danger, ou d'accord avec les lois générales de la nature, autant que nous pouvons les connaître? Si le principe de la vie dépendait d'une puissance aussi mobile, aussi variable, aussi destructrice que l'électricité, chaque créature vivante ne serait-elle pas dans un danger perpétuel? Ne voyons-nous pas au contraire que le Créateur de l'univers a rendu le corps vivant merveilleusement peu sujet aux influences naturellement variables, et qu'une main sûre et infaillible a fabriqué les matériaux que l'on peut considérer comme étant les éléments de son existence. Certainement les fluides électrique et galvanique ont la faculté d'imiter quelques-unes des propriétés du principe vital, lorsqu'on les applique aux nerfs; mais la seule irritation de ces organes par le contact des corps solides produit des phénomènes semblables. Le corps vivant peut être électrisé négativement aussi bien que positivement, sans en éprouver plus d'inconvénient dans un cas que dans l'autre. N'y a-t-il pas des exemples nombreux d'hommes et d'animaux renversés par la foudre, et qui, après avoir resté quelque temps étourdis, n'en ont pas éprouvé d'autre incommodité? La fabrique du corps humain est donc capable de résister à de très-grands changements dans la quantité de l'électricité. L'on a dit, il est vrai, que le fluide électrique dégagé par les machines pourrait bien n'être pas le même que l'électricité naturelle. Mais on pourrait dire avec autant de raison que la chaleur produite par la combustion n'est pas la même que la chaleur solaire. M. Orton confesse que les plus grands changements dans la pression de l'atmosphère affectent rarement le corps vivant, et que le pouvoir qu'il a de résister à la chaleur est prodigieux.

L'oxigène est essentiellement nécessaire à la vie des animaux, aussi voyons-nous que de tous les produits de la nature il n'y en a pas de si invariable que l'oxigène, tant pour sa présence que pour sa qualité proportionnelle. On peut même dire que sous ces rapports il est immuable. Il résulte de là l'induction que sa présence dans *une proportion fixe* est nécessaire à la vie des animaux. La chaleur est également nécessaire à la vie, mais pas dans *une proportion fixe*. Sous la zone torride où ce principe abonde, toute la nature est vivante; l'air, la terre, les eaux sont imprégnés de vie. A mesure que nous approchons des régions où la chaleur cesse de se manifester, la vie languit et cesse aussi d'exister. Revenons maintenant à l'électricité. Dans les régions chaudes du globe où la vie est si abondante, cet élément n'est certainement pas plus abondant que dans les régions tempérées; et loin de manquer dans les régions glaciales où il n'existe plus aucun être vivant, il semble y abonder avec profusion. Ne pouvons-nous donc pas conclure ou que ce qui est essentiellement nécessaire à la vie se trouve fourni dans des proportions fixes et invariables, ou que le corps vivant est doué de la faculté d'exister au milieu d'une succession infinie de proportions et de supporter de grands changements avec impunité? Si l'électricité était le principe de la vie, et si les changements survenus dans sa qualité étaient aussi nuisibles qu'on l'a prétendu, le grand Auteur de l'univers l'aurait sans doute créé plus uniforme et plus réglé ; et nous pouvons affirmer sans crainte qu'un agent si puissant, si peu aisé à contenir, si variable, dont la force ébranle le globe lui-même, devient cependant dans le cours ordinaire des choses, par la sagesse du Créateur, innocent et de nul effet sur le corps vivant.

M. Orton a étayé sa théorie de raisonnements fort ingénieux sur la connexion existante entre l'état du baromètre et l'électricité de l'atmosphère, et entre celle-ci et l'influence solaire et lunaire. Il est arrivé à cette conclusion, que, dès que le Cholera règne, le temps doit changer, l'électricité diminuer, et le baromètre faire voir aussi une diminution dans la pesanteur de l'air. Quant à ce qui regarde la connexion de la chute du baromètre avec un changement de temps, il est certain que, dans ce pays du moins, ces circonstances n'ont point de liaisons : au contraire, dans la Carnatie, le baromètre est constamment au point le plus élevé pendant notre saison des pluies et plusieurs mois après ; et pareillement il est le plus bas pendant le temps le plus chaud et le plus sec. Le fait est, à à ce qu'il semble, que les vents du nord élèvent le mercure dans le baromètre, et que les vents du sud le font baisser, ici comme dans toutes les autres parties de l'atmosphère septentrionale. Dans la Carnatie, les pluies de la mousson tombent par un vent de nord ou nord-est, et le mercure commence alors à monter dans le baromètre; mais il monte également dans d'autres lieux où le vent est accompagné d'un temps froid et sec. Dans toutes les autres parties de l'Inde, les pluies tombent par des vents de sud et de sud-ouest, et alors le mercure descend dans le baromètre ; mais il tombe aussi dans la Carnatie, quoique l'état de l'atmosphère soit tout-à-fait opposé.

Influence solaire et lunaire.

Les pathologistes se sont fort occupés, à diverses époques, de l'influence du soleil et de la lune comme causes excitantes des maladies ; et plusieurs de nos officiers de santé, M. Orton plus que les autres, ont fort insisté sur cette influence jointe à celle de l'électricité, comme une des causes du Cholera. C'est pourquoi dans la vue d'arriver à une conclusion aussi certaine que possible, sur ce sujet intéressant, l'on a eu recours aux registres des malades de l'armée, dans lesquels on inscrit très-exactement chaque malade admis dans l'hopital.

L'on a soigneusement extrait de ces registres les cas journaliers de Cholera pendant un espace d'environ deux ans, et on les a consignés dans les tables où nous puisons. Ces tables ont aussi une colonne qui indique les phases lunaires. L'invasion du Cholera étant extrêmement subite, et le temps de l'attaque étant aussi noté exactement, nulle autre maladie, en ce qui concerne les cas individuels, ne peut fournir de plus grandes facilités dans la recherche qu'on se propose. Dans les tables diurnes l'on n'a pas fait d'autre mention des invasions épidémiques, que celles qui se trouvent nécessairement comprises dans le nombre des attaques enregistrées chaque jour. Mais on trouve des renseignements très-exacts, à ce sujet, dans la narration que l'on a publiée de la marche de la maladie, et dans les rapports originaux adressés au Bureau-Médical.

Nous avons essayé de réduire sous la forme d'un diagramme, (1) à la manière de celui publié par M. Orton, dans son ouvrage sur le Cholera, le résumé de tous les renseignements que l'on peut puiser dans ces différentes sources. Les cas individuels de Cholera, produits

(1) Voyez à la fin la figure du diagramme et son explication.

dans ce diagramme, s'élèvent à 7,664; et dans ce nombre, il paraît que 3,725 ont été admis à l'hopital pendant les quartiers de la nouvelle et de la pleine lune, qui, suivant M. Orton, sont les périodes *morbifiques;* et qu'il en est entré 3,939 pendant le premier et dernier quartier, qui, d'après le même auteur, sont les périodes *non-morbifiques.* Ainsi entre les périodes morbifiques et non-morbifiques, il n'y a qu'une différence de 214 sur 7,664; et l'excédent se trouve du côté de la période non-morbifique. D'après cela, nous pouvons donc conclure, en toute sûreté, que, dans les cas individuels, l'influence solaire et lunaire n'a pas d'effet sur le Cholera. Le plus grand nombre d'admissions, surtout d'européens, qui paraît dans le dernier quartier de la lune, période non-morbifique, peut s'attribuer à l'inconstance du temps qui prévaut alors, et qui peut opérer comme cause occasionnelle ou éloignée. Il reste cependant à faire voir si la lune influe ou non sur les attaques générales ou invasions épidémiques du Cholera. Ce sujet offre quelques difficultés dont la considération des cas individuels est exempte. Le commencement d'une attaque épidémique devrait peut-être se calculer par la date du premier cas de la série qui se trouve comprise dans l'attaque, pouvant supposer qu'alors a commencé réellement l'influence morbifique, et que c'est sur les sujets les plus prédisposés, que les effets s'en sont le plus tôt manifestés. Mais il n'est pas toujours facile de distinguer les cas sporadiques de ceux qui forment véritablement le commencement d'une invasion générale, et l'on a observé dans le cours de celles-ci quelques exemples très-remarquables d'une aggravation, qui semblerait indiquer quelque nouvelle influence. Nous avons puisé dans la narration et les rapports originaux les matériaux sur lesquels est fondé le calcul de cette partie du diagramme. Les résultats de l'examen, tels qu'ils sont établis en chiffres romains dans la quatrième ligne du diagramme, cadrent exactement avec ceux des cas individuels de la deuxième et de la troisième ligne. Dans les périodes morbifiques, ou quartiers de la nouvelle et de la pleine lune, on trouve 57 commencements d'attaques épidémiques, et 64 commencements dans les périodes non-morbifiques, c'est-à-dire dans le premier et le dernier quartier. Ainsi, comme dans les cas individuels les admissions ont été plus nombreuses dans ce qu'on a nommé les périodes non-morbifiques, de même aussi les commenments des invasions épidémiques ont été plus fréquentes dans les mêmes périodes, la différence étant de 7 sur 121 apparitions. Nous pouvons en conclure que le Cholera dans les cas sporadiques comme dans les épidémies ne reçoit point d'impression de la part de l'influence solaire et lunaire.

Ce sujet ne nous eût pas retenus si long-temps, si plusieurs officiers de santé n'avaient pas paru y attacher une si grande importance. M. Orton, surtout, y a insisté tant dans ceux de ses papiers qui ont servi à ce rapport, que dans ceux qu'il a publiés séparément sur le Cholera. Cest pourquoi plus cet auteur a de droits à nos égards par la grande étendue de ses recherches, son mérite reconnu, ses talents, son savoir, plus il importait d'examiner, avec un soin scrupuleux et une attention réfléchie, des opinions répandues sous la recommandation de son autorité.

Influence du sol.

A l'égard de l'influence que l'on pourrait conjecturer qu'a le sol sur la production du Cholera, nous n'avons que très-peu de chose à observer ; c'est que la nature subite, inexplicable, isolée d'un grand nombre d'attaques, a fait naître des soupçons sur la possibilité de l'existence de quelques exhalaisons nuisibles qui se seraient élevées du terrain ; mais ces soupçons n'ont été fondés sur aucun fait, ni sur aucune expérience.

Influence des nourritures malsaines.

On a beaucoup dit et écrit sur l'action d'un

article de nourriture délétère, que l'on a supposé devoir être la cause existante dn Cholera ; savoir, le riz d'une certaine qualité, connu sous le nom de riz de marais ou vaseux, et déclaré par le docteur Tytler, de l'établissement du Bengale, la seule cause de la maladie. L'auteur a soutenu cette doctrine avec beaucoup de chaleur et de persévérance ; mais il paraît avoir été trop loin, et s'être placé sur des fondements qui, dans le progrès de la maladie, ont manifestement perdu tout appui. L'auteur de cette théorie ayant avancé que le riz nuisible était exclusivement la seule cause du Cholera, auquel il appliquait en conséquence le nom de *Morbus oryseus*, ses adversaires se sont contentés, ou ont paru se contenter de pouvoir réfuter le fait général, en produisant des exemples de la maladie dans des cas où l'on n'avait point fait usage du riz. Ils n'ont pas poussé la question jusqu'à rechercher si d'autres grains ne pouvaient pas avoir acquis de semblables qualités nuisibles. Le docteur Tytler s'est plaint de ce qu'on n'a pas soumis ses vues à un examen franc et impartial, comme le méritait certainement une tentative qui avait pour but d'éclaircir une matière si importante. On doit le regretter d'autant plus que la théorie qui attribue la maladie à l'action d'une nourriture vénéneuse paraît plausible, et qu'avec son aide on pourrait rendre raison de tous les symptômes d'une manière assez satisfaisante, si l'on pouvait parvenir à prouver qu'elle est généralement vraie. La première objection contre la supposition que le Cholera est causé par une mauvaise nourriture, est naturellement celle qui résulte de ce que la population en masse consomme, sans en ressentir de mauvais effets, les produits du sol, ou les provisions qui viennent dans les marchés, de quartiers plus ou moins éloignés. Il paraît impossible qu'une personne soit immédiatement empoisonnée en mangeant le même aliment dont usent, sans nul inconvénient, tous ceux qui l'environnent. Si cependant l'on fait attention aux effets surprenants du seigle ergoté, quoiqu'il nous soit impossible d'expliquer ou de comprendre un tel phénomène, nous verrons qu'une substance qui nourrit, au moins pendant un temps, une personne, sans lui occasionner comparativement un mauvais effet, détermine chez les autres un désordre morbifique dans le corps, qui frappe de mort tous les membres et les fait se détacher. Les arguments apportés jusqu'ici contre la supposition qui attribue au riz la cause du Cholera, ne sont pas tout-à-fait concluants, à moins qu'ils ne tendent à établir qu'il n'est pas la seule cause, ni même une cause excitante commune du Cholera. Malgré cela l'influence du dérangement des saisons sur la nourriture de l'homme et même sur la qualité des eaux de la terre est un sujet tout-à-fait digne de considération.

Les réponses aux questions adressées par le Bureau-Médical aux chirurgiens des 41e et 54e régiments, concernant l'usage du riz, paraissent concluantes pour prouver que les fâcheuses attaques du Cholera éprouvées par ces corps, n'avaient aucun rapport avec cette nourriture. Mais comme les hommes de ces deux régiments ont pu avoir, et ont indubitablement eu des occasions de manger d'autres produits des rivages de l'Inde, après l'arrivée des vaisseaux et leur ancrage dans la rade de Madras, il ne sera pas inutile d'examiner ce sujet un peu plus à fond.

Les équipages des vaisseaux et les troupes à leur bord n'ont jamais, comme nous l'avons déjà vu, essuyé d'attaques de Cholera, qu'après avoir eu communication avec la terre. Après avoir jeté l'ancre, on ne sait pas quelle a été l'époque à laquelle le Cholera s'est manifesté le plus tôt à bord; mais dans le cas du 2e bataillon du 31e régiment, les hommes furent attaqués le matin même de leur débarquement, et le second jour de leur arrivée en rade. On croit que l'équipage de ce vaisseau, l'Asia, ne souffrit point du Cholera : les équipages de Thomas Coutts et de William Fairlie, quoique immédiatement fournis de vivres frais, ne souffrirent de la maladie qu'un temps considérable après que les troupes qu'ils avaient débarquées en furent atteintes; et pour lors elle ne s'étendit pas parmi les équipages aussi généralement qu'on eût dû s'y attendre, si la cause en avait existé dans leur nourriture. Les régiments en marche sont, à chaque étape, approvisionnés des mêmes articles de bouche que ceux qu'on se procure sur les marchés respectifs des villages. Or, nous voyons que le Cholera s'est manifesté dans ces corps, lorsqu'il n'était pas encore connu des habitants sur le territoire desquels ils se trouvaient alors, ou que la maladie sévissait contre les habitants sans se montrer parmi les troupes. Il est arrivé qu'un corps marchant à la suite d'un autre gagne la maladie, tandis que celui qui a passé le premier en a été exempt, ou que celui qui est à la suite échappe, lorsque l'autre en souffre sévèrement. Cependant tous ont fait usage des mêmes aliments. Quand une fois la maladie s'est introduite dans un corps, elle y parcourt ses phases accoutumées, quoiqu'en continuant sa marche, le corps se soit alors fort éloigné du pays où le Cholera avait fait sa première apparition, et des subsistances qu'il produisait. En outre, si cette maladie dépendait d'une manière spéciale de la nourriture, tous les nouveaux arrivants devraient, toutes choses égales d'ailleurs, en être susceptibles en proportion de leur nombre; mais rien n'est plus contraire à l'expérience que cela. Il y a dans le rapport de M. Cruikshanks une remarque très-curieuse sur les effets possibles d'une eau de mauvaise qualité, dans la production du Cholera. Elle conduit naturellement à chercher quelle est l'époque à laquelle le Cholera paraît communément après l'application de la cause, et quelles sont les limites de son opération. Nous avons dans tous les rapports à ce sujet de nombreuses raisons de croire que l'époque de son apparition, après l'application de la cause, doit être souvent, et est effectivement très-courte, même instantanée. D'un autre côté, il y a des circonstances qui portent à penser que cette époque peut être grandement retardée. Par exemple, un navire quittant un port de l'Inde a navigué dans le sud aussi loin que l'équateur, sans avoir un seul cas de Cholera. Alors il se déclare tout-à-coup avec beaucoup de violence et une grande mortalité ; et tous les hommes susceptibles de l'avoir, suivant toute apparence, ayant subi ses atteintes dans l'espace de de deux ou trois jours, la maladie cesse immédiatement et ne reparaît plus. M. Duigan, du 89e régiment, rapporte que des forces de terre s'étant embarquées à Bombay, pour Madras, le 13 janvier 1819, il fut appelé le 14, pour visiter à bord d'un des petits navires qui transportaient les troupes, un homme de l'artillerie qui avait été pris du Cholera. Le 15, la troupe débarqua, et le détachement d'artillerie donna deux autres malades ce jour-là, et deux le lendemain, 16. Ces cinq hommes périrent. Le 17, il se présenta plusieurs cas moins graves, les malades se rétablirent. La maladie cessa et aucun autre individu de cette troupe n'en fut attaqué. On a choisi de préférence ces exemples, parce que l'on en peut conclure que ces hommes étant en mer, ne se trouvaient pas exposés aux mêmes causes excitantes que celles qui agissent sur des corps qui voyagent par terre. Ainsi, que les hommes du 1er bataillon du 9e régiment aient pu être attaqués du Cholera, pour avoir bu de mauvaise eau à Connatore, comme M. Cruikshanks l'a rapporté, c'est une conjecture que ne détruit point la circonstance de l'apparition de la maladie chez ces hommes, les uns après les autres, et à un certain intervalle, après avoir bu la mauvaise eau.

Nous ne nous arrêterons point à considérer quel peut être le miasme que l'on supposerait corrompre l'atmosphère, et devenir, par ce moyen, la cause excitante du Cholera. Ce serait nous laisser entraîner dans la discussion des doctrines générales sur les épidémies et les endémies. Or, c'est un sujet si peu compris, reposant sur des données si fort incertaines et si peu définies, même dans les cas qui ont le plus long-temps occupé l'attention du monde, qu'il serait sans utilité d'y avoir recours, pour tâcher d'y trouver quelques explications relatives à la pathologie du Cholera. De plus, en faisant bien attention à l'histoire de cette maladie, l'on verra que beaucoup des circonstances qui l'accompagnent sont tout-à-fait défavorables à l'opinion qui suppose qu'un miasme est la cause du Cholera.

Il nous reste seulement à examiner le sujet de la contagion ou infection en ce qui touche le Cholera. En abordant cette partie de nos recherches, nous avons beaucoup à regretter l'absence de principes fixes et reconnus, au moyen desquels on pourrait estimer la valeur des diverses circonstances qui se lient avec elle. Il y a même, dans ce qui concerne le Cholera, une autre difficulté, que l'on ne trouve point dans la discussion de la nature infectante ou contagieuse de toute autre maladie. C'est que si, comme la raison et l'expérience nous portent à le croire, c'est une affection de la classe des névroses, comment de bonne foi lui faire l'application des connaissances, quelque bornées qu'elles soient, que nous avons des lois de l'infection et de la contagion, par l'étude des maladies de la classe des pyrexies, qui lui sont si fort opposées? Lorsqu'il est question d'une qualité infectante par rapport au Cholera, il ne faut

Contagion ou infection.

pas non plus perdre de vue la promptitude de son attaque et la rapidité de son cours. La première enlève à l'instant à l'individu frappé toutes ses facultés locomotrices, et l'autre resserre, dans un espace de temps extrêmement court, la faculté d'engendrer la matière infectante, si toutefois elle existe. Au contraire dans beaucoup de maladies infectantes, l'individu affecté conserve la faculté de se mouvoir au loin avant le développement du mal, et pendant son cours il possède la vertu d'infecter ceux qui l'approchent, bien plus longtemps que ne le peuvent, en général, ceux qui ont le Cholera.

Si cette question avait dû se décider simplement par l'opinion d'une majorité de médecins, elle serait déjà à l'abri des attaques de ceux qui soutiennent la doctrine de sa contagion ou infection; car il y a peut-être peu de sujets sur lesquels il ait existé si peu de diversité de sentiments. Cependant les motifs de cette opinion n'ont pas été très-soigneusement expliqués ; et, quand on les a particularisés, plusieurs praticiens, en petit nombre, il est vrai, mais qui pensaient d'une manière opposée, n'ont pas manqué de les combattre. Il est donc nécessaire d'entrer ici un peu en détail dans l'examen des arguments que l'on peut faire valoir de part et d'autre. Afin de prévenir toute méprise sur la signification des termes contagion et infection, il convient d'abord d'expliquer brièvement le sens précis qu'on leur attache dans les observations suivantes. Par contagion, nous entendons la communication d'une maladie par le contact immédiat du corps d'une personne à celui d'une autre ; et par infection nous désignons la communication de la maladie du corps d'une personne à celui d'une autre par l'intermède de l'atmosphère, et sans contact actuel.

Ceux qui embrassent la doctrine de l'infection n'ont pas prétendu qne le Cholera ne soit jamais né spontanément, aussi bien dans ces derniers temps que dans le passé, et ils pensent que cette circonstance ne fait rien à la question. Nous voyons diverses autres maladies, réputées généralement infectantes, naître aussi en toute apparence d'une manière spontanée, tantôt sans se propager épidémiquement, et paraissant tantôt posséder à un degré éminent, la faculté de s'étendre de cette manière. Nous avouons que nous sommes dans l'ignorance des circonstances sous l'empire desquelles ces phénomènes se produisent.

On prétend de plus qu'il y a de très-grandes différences dans les facultés respectives d'infection ou de contagion de diverses maladies, et que nous n'entendons pas assez les lois qui gouvernent les épidémies, en général, pour pouvoir décider si leur propagation dépend, ou non, d'une cause d'espèce contagieuse ou infectante.

Il n'est pas important de savoir si les causes du Cholera épidémique qui régna en 1817, résidaient dans des limites étroites ou étendues. Il semble que les véritables points à éclaircir peuvent se réduire aux questions suivantes. La maladie s'est-elle répandue sur des contrées, qui, relativement au climat, au sol, à la population se trouvaient auparavant dans une condition différente ou opposée à celle du pays où elle a débuté? Peut-on faire voir que les circonstances des contrées qu'elle a parcourues postérieurement, avaient pris, par des changements graduels, une ressemblance avec celles du pays où s'était fait la première apparition? Est-il manifeste que sa prédominance dans de nouveaux endroits, a pris de l'accroissement, pendant sa marche, par la présence accidentelle de nouvelles causes liées avec les circonstances de lieu et de climat, qui avaient jusques-là été insuffisantes pour l'y faire naître? Enfin, avons-nous des preuves d'après lesquelles on puisse décider que, dans tel cas ou dans telle circonstance, la communication entre personnes, ou le contact immédiat a donné naissance au Cholera? Ce n'est pas toutefois l'objet du présent rapport d'entrer avec détail dans une recherche si étendue; notre but est uniquement de concourir avec les rapports des autres Présidences à fournir quelques matériaux propres à une pareille entreprise.

Le Cholera s'est étendu, par degrés, des parties centrales du Bengale aux contrées adjacentes. Quoiqu'il puisse avoir paru presque simultanément snr plusieurs points du Bengale situés à de grandes distances les uns des autres, cependant sa marche au delà de ce cercle a été uniforme et progressive. Nous l'avons vu complètement vérifié dans le circuit qu'il a parcouru dans l'espace de cinq à six ans, ayant pour lors gagné des contrées très-éloignées, sans laisser intact aucun lieu intermédiaire. Pour ce qui regarde la péninsule de l'Inde, qui est plus immédiatement l'objet de ce rapport, tous les renseignements recueillis font voir clairement que la marche de la maladie, du nord au sud, a affecté une régularité surprenante tant géographiquement, que chronologiquement, car on peut, avec assez de vraisemblance, attribuer à l'interposition des chemins de traverse, ou à l'interruption des grandes routes ordinaires, et aux effets des vents dominants, quelques déviations qui peuvent avoir eu lieu dans la régularité de sa marche, par rapport au lieu et au temps. Par exemple, pendant la durée des vents du sud-ouest, ses progrès ont été plus lents de Janjam à Ellore, que de ce dernier district au reste de la partie méridionale de la côte, quand une fois les vents furent établis au nord-est. En admettant même que des cas isolés de Cholera aient paru dans quelques endroits, avant qu'il s'en fût manifesté aucun immédiatement au nord de ces endroits, il n'y aurait rien que de très-juste à les regarder comme sporadiques, puisqu'on a démontré qu'il s'en rencontrait dans tous les temps; et qu'après tout, le Cholera est endémique sous le climat de l'Inde. La vaste et uniforme dispersion du Cholera, dont nous avons été témoins, a eu lieu dans des contrées qui n'avaient que peu ou point de ressemblance avec le lieu de son origine. La différence était surtout remarquable par rapport au climat et aux saisons. On en peut donc induire ou que la maladie s'est propagée par infection ou contagion, ou que sa marche tient à des circonstances hors de notre portée, rangeant ainsi le Cholera au nombre des épidémies, dont l'origine et les progrès ont une cause impénétrable et inconnue. La dernière conclusion laisse évidemment indécise la question de la qualité contagieuse ou infectante du Cholera. Les partisans de cette théorie rejettent les qualités occultes et inconnues que l'on suppose résider dans l'atmosphère, et former ce que l'on peut appeler sa constitution Cholerique, parce qu'ils observent que, dans cette supposition, la maladie ne pourrait faire aucun progrès sensible à l'opposé des vents de mousson violents et continuels ; et que nuls villages comme aucunes portions de territoire ne pourraient y échapper, lorsque tout le pays d'alentour en serait infecté. Ils appuient ces raisons des faits suivants.

Des corps de troupes en mouvement ont été pris de la maladie, et l'ont conservée pendant qu'elle était inconnue aux habitants sédentaires du pays qu'elles traversaient. De deux corps dans le même camp, l'un a été attaqué, et l'autre préservé de la maladie. Des navires, arrivant de quelque autre partie du monde, n'ont jamais souffert de la constitution épidémique présumée de l'atmosphère, avant que d'avoir gagné la terre. Ils objectent en outre que la supposition d'une puissance non infectante, répandue dans l'air, et qui est capable de produire la maladie est une invention purement gratuite, et bien peu d'accord avec notre expérience, ainsi qu'on l'a fait voir. Des maladies évidemment contagieuses, telles que la petite vérole, la rougeole etc., n'ont pas dans tous les temps le pouvoir de s'étendre épidémiquement ; car bien qu'il soit certain que leurs causes excitantes ne s'éteignent jamais, ce n'est seulement qu'à certaines époques, que ces maladies deviennent épidémiques ; et nous ne sommes point assurés des circonstances dans lesquelles le pouvoir de se propager épidémiquement éclate et se fait jour. Il en est peut-être de même par rapport au Cholera, quoique les causes de sa diffusion épidémique semblent se présenter seulement à des intervalles éloignés. Tous les phénomènes atmosphériques et toutes les autres circonstances rangées sous le titre de causes occasionnelles ont avec peu ou point d'interruption existé depuis le commencement du monde, sans produire le Cholera, si ce n'est aux époques particulières, dont il a été question. Il en faut conséquemment conclure la nécessité d'une cause additionnelle. Tels sont les arguments que les partisans de la doctrine de l'infection ou contagion ont tirés des phénomènes généraux, qui accompagnent la naissance et les progrès du Cholera.

Il faut avouer que bien des difficultés accompagnent l'évidence *particulière*, au moyen de laquelle on cherche à prouver que le Cholera s'est communiqué d'un lieu à un autre, d'un corps de troupes à un autre corps, ou enfin d'un individu à un autre individu. On cite plusieurs exemples dans lesquels le Cholera s'est manifesté pour la première fois dans un lieu, par l'attaque d'un individu arrivant d'un autre endroit où la maladie existait. Le premier cas d'un européen, qui a paru au mont St.-Thomas, fut celui d'un homme qui avait quitté Madras le 15 octobre au matin, poursuivant sa route vers Trichinopoly. Il se trouva mal le soir à environ un mille du Mont ; on le ramena dans la maison où il avait passé le jour ; il y mourut. Le 17, la femme de cet européen, le 19, le propriétaire de la maison, et sa femme, le 21, éprouvèrent tous une attaque de Cholera et se rétablirent. Plusieurs des domestiques naturels en furent aussi atteints. Les exemples de l'apparition de la maladie dans plusieurs lieux, aussitôt après l'arrivée d'un corps ou d'un détachement qui en souffraient, sont très-nombreux. Par exemple, il se fit voir à Jaulnah immédiatement après la jonction d'un détachement de Nagpoor, dans lequel il régnait. Il parut à Aurongabad et à Malligaum en Kandeish, après l'arrivée de détachements qui avaient quitté Jaulnah dans le temps que la maladie y régnait, et parmi lesquels elle s'était déclarée, lorsqu'ils étaient en marche pour ces endroits. Il parut une seconde fois à Malligaum, après la jonction du 1er bataillon du 57e régiment où le Cholera régnait. Il se manifesta à Secundrabad, après l'arrivée d'un détachement qui en souffrait ; il se montra ensuite dans les villages que le détachement avait traversés. On le vit à Gooty, où depuis six mois on n'en avait pas eu connaissance, immédiatement après l'arrivée du 1er bataillon du 16e régiment, dans lequel il occasionnait une grande mortalité. Il est digne de remarque que le même type formidable de la maladie, qui régnait dans le corps en marche, se communiqua au corps qui était à Gooty. Dans cette occasion, il s'étendit aussi aux villages environnants. Il se manifesta dans un détachement d'artillerie auparavant en parfaite santé, lorsqu'il vint camper sur le terrain qui venait d'être immédiatement abandonné par le 1er bataillon du 8e régiment d'infanterie indienne, où le Cholera existait. Les cadavres de plusieurs des individus morts du Cholera restaient encore exposés sur le terrain, quand l'artillerie en prit possession. En outre, des corps et des détachements en marche ont été attaqués du Cholera en arrivant dans des lieux où il avait régné.

L'extrait suivant d'une lettre du Collecteur de Bellary mérite d'être connu. « Il (le Cholera) fit sa première apparition dans le voisinage de Gooty où le 2e bataillon du 1er régiment d'infanterie indienne, qui avait beaucoup souffert de cette maladie, fit halte pendant quelque temps. Il parut consécutivement dans presque tous les villages sur la route du 15e régiment d'infanterie indienne, qui avait été aussi violemment attaqué du Cholera, en passant par ce district, et qui séjourna à cette station jusqu'à ce que la maladie eût disparu. Dans quelques-uns des plus grands villages, tel que Dhurmaveram, la maladie a emporté jusqu'à deux cents individus environ. On peut, si l'on veut, entretenir des doutes sur la nature contagieuse de la maladie; mais il parait tout-à-fait certain que l'infection a été créée ou communiquée ici par les deux régiments, dont il est question. La maladie était inconnue avant leur arrivée; elle éclata où le premier corps malade fit halte pendant quelques jours, et dans presque chaque village où l'autre s'arrêta. On ne l'a vue dans aucune autre partie du district; et quoiqu'elle fût inconnue et dans le 15e régiment d'infanterie indienne, et dans les villages par où il passait, jusqu'à son arrivée dans ce district, elle n'éclata pas plus tôt dans ce corps en marche, qu'elle se communiqua à ceux qui étaient en résidence fixe et qui s'en trouvaient exempts auparavant.»

Quand le Cholera débute dans une rue, l'on a souvent observé qu'il pénétrait dans toutes les maisons qui s'y trouvaient; et que quand il se manifestait dans une famille, il en attaquait successivement plusieurs individus. On a remarqué que le Cholera suivait principalement la direction des grandes routes, attaquant les villages situés des deux côtés, sans peut-être s'étendre à ceux qui se trouvaient à une distance un peu éloignée. Le 6e régiment de cavalerie ayant quitté Ellore où le Cholera n'existait pas, arriva dans un endroit où il régnait. Un escadron ayant, par la perte de ses tentes, été forcé de prendre possession d'nne vieille pagode en dedans du village, afin de se mettre à l'abri, le Cholera se déclara dans le corps à cet endroit; et cet escadron fournit presque, à lui seul, tous les malades qui en furent attaqués. Des prisonniers renfermés dans une prison dont les murs étaient fort élevés, ont échappé à la maladie qui régnait tout à l'entour; et les habitants de quelques rangées de collines ont eu aussi le bonheur de s'en préserver. On assure que ces derniers avaient interdit toute communication avec les habitants situés au-dessous d'eux dans la plaine. On a suivi de village en village la trace de son approche vers une ville, et la première apparition y a toujours été dans le quartier le plus voisin de la route qu'elle avait suivie. Par exemple, elle s'est acheminée vers la ville de Salem en venant de l'ouest, et visitant tous les villages sur cette route. Elle s'arrêta quelques jours à Sherapett, situé à un quart de mille dans l'ouest de Salem avant d'arriver à Salem même; et elle fut plusieurs jours à passer de Salem à Amarpett, à trois quarts de mille dans l'est. M. le chirurgien en chef Duncan rapporte que, lorsque le Cholera parut dans le 34e régiment, sur la route de Bellary à Bangalore, tous les villages où il passa en furent ensuite attaqués immédiatement ; et qu'un soldat indien voyageant de Bangalore à Nundidroog, postes à aucun desquels le Cholera ne s'était montré, passa au travers du camp du 34e régiment, où la maladie régnait, en fut attaqué et mourut peu après avoir atteint Nundidroog.

L'apparition et la disparition subites du Cholera, quoique bien éloignées de la marche ordinaire des maladies par infection, ne sont point regardées comme incompatibles avec la doctrine de l'infection, surtout s'il s'agit d'une maladie dont l'invasion suive soudainement l'application de la cause excitante.

Relativement aux preuves que l'on a produites en faveur de la vertu contagieuse ou infectante du Cholera, par communication d'individu à individu, voici en quoi elles consistent : Les parents qui ont soigné des personnes malades du Cholera, aussi bien que les gardes malades établis dans les hopitaux militaires pour cet emploi, et en général tous ceux que leurs occupations ont mis dans le cas d'être fréquemment avec les malades, ont pour la plupart et dans une infinité de cas été attaqués du Cholera pendant leur assistance même, ou peu de temps après. Par exemple, la femme d'un soldat tombe malade et meurt ; sa compagne de service tombe aussi malade; mais se rétablit, et le mari de la première est pris à midi et meurt dans la soirée. On pourrait citer une foule de cas semblables. Dans les hopitaux on a vu des malades détenus par d'autres maladies et pareillement attaqués du Cholera, surtout ceux qui se trouvaient couchés dans le voisinage des sujets qui en étaient atteints. Quelquefois des familles entières ont été enlevées, ceux qui la composaient mourant à la suite les uns des autres. L'on a souvent vu les domestiques tomber malades après avoir soigné leurs maîtres. Les exemples que nous venons de citer ne sont pas cependant à beaucoup près exempts d'exception; et dans le fait on leur oppose des expériences tout-à-fait contraires; mais l'on n'en soutient pas moins que les gens occupés, comme nous venons de le voir, auprès des malades, ont été pris du Cholera proportionellement en bien plus grand nombre que ceux qui ne les ont point fréquentés. On doit rappeler aussi que les officiers de santé, ceux qui font les lits et les autres domestiques des hopitaux, étant en quelque sorte endurcis contre le contact des maladies, sont par cette raison moins susceptibles de recevoir l'infection. On ne peut constater au juste le nombre d'officiers de santé et d'employés qui ont éprouvé les atteintes du Cholera pendant le règne de cette maladie dans les hopitaux où ils étaient de service. On sait cependant que treize officiers de santé de cette Présidence sont morts de la maladie ; et qu'environ quinze ou vingt autres en ont été attaqués, mais se sont rétablis. Dans presque tous ces cas, à bien dire, les officiers de santé avaient eu à soigner des malades atteints du Cholera. Il y a eu dans quelques-unes de ces attaques des circonstances très-remarquables. En diverses rencontres, l'officier de santé a été le seul européen du corps ou de la station, qui ait payé le tribut à la maladie. Le docteur Daun et M. Gray, chirurgien aide-major du 89e régiment de Sa Majesté, furent tous deux pris de la maladie, après des communications très-rapprochées avec les malades ; et les deux amis qui soignèrent le dernier dans l'attaque très-grave qu'il essuya, en furent aussi atteints, tandis qu'aucun autre officier européen du corps n'y eut part.

Nous avons déjà observé que la plus grande partie de nos officiers de santé se trouvait d'accord pour établir l'opinion peu démontrée, que le Cholera n'est point une affection contagieuse ou infectante. Ils pensent que l'on peut expliquer, d'une manière satisfaisante, les phénomènes de son origine et de son progrès, par les lois générales qui sont propres aux maladies épidémiques.

Ils observent qu'une intempérie remarquable des saisons a précédé et accompagné son apparition; et ils prétendent qu'un certain état morbifique de l'atmosphère, bien qu'obscur, en a été le résultat, et que, sous son influence, les causes prédisposantes, éloignées, excitantes généralement admises, ont suffi pour le produire. Un pareil état de l'atmosphère ne peut pas être tellement général qu'il pénètre dans toute une contrée à la fois. Il peut naître spécialement du sol de certains cantons seulement, et posséder la faculté de communiquer à l'air, avec lequel il vient à se mêler, une disposition semblable. La marche de presque toutes les épidémies a été plus ou moins progressive et graduée, quoique l'opinion uniforme de presque tous les médecins ait été directement opposée à l'idée qu'elles fussent d'une nature infectante.

Ils prétendent que si le Cholera avait été contagieux ou infectant, il serait absolument impossible de se rendre compte de ses invasions partielles, telles qu'elles sont démontrées par plusieurs exemples déjà cités. C'est ainsi que de deux corps marchant ensemble et communiquant sans réserve l'un avec l'autre, un des deux verra la maladie régner dans son sein, tandis qu'elle sera inconnue à l'autre. Des troupes qui traversent un pays qui en est affligé, demeurent intactes, ou elles en subissent de violentes attaques, tandis que les habitants des contrées où elles passent en sont exempts. Des détachements d'un régiment arrivant d'un poste particulier en souffrent gravement, tandis que le reste du régiment, qui est demeuré stationnaire, fournit à peine un malade, quoique les premiers aient logé dans les mêmes casernes, et leurs malades dans le même hopital. Par dessus tout, ils soutiennent que ce qui prouve ordinairement que le Cholera n'est point contagieux ou de nature infectante, c'est de voir dans tant de circonstances ceux qui soignent les malades ne point contracter la maladie: et non-seulement ceux qui tiennent au service médical, et que l'on peut supposer prémunis par l'habitude contre le contact des malades ; mais les assistants de toute classe, qui ont couché avec les malades dans le même lit, qui ont eu avec eux des communications si intimes de toute manière, qu'il est impossible de concilier leur exemption de maladie à tous avec l'idée de contagion ou d'infection. Ils observent que si, dans plusieurs occasions plus ou moins nombreuses, les officiers de santé ont contracté la maladie, que si les parents, les assistants et des familles entières ont été victimes dans ces circonstances, il est juste de l'attribuer aux effets d'une grande fatigue, à leur anxiété, leur abattement d'esprit, et leur exposition en commun aux causes occasionnelles, telles que la mauvaise nourriture, des privations de différents genres, une habitation peu salubre et autres particularités locales.

On trouve dans les rapports originaux qui nous ont été transmis, les exemples les plus frappants d'exemption de la maladie au milieu des plus intimes communications personnelles. Dans l'hospice du régiment royal, sur cent-un employés, un seul a été attaqué de la maladie. Dans celui du 11e régiment indien, à Vizianagram, ainsi que le rapporte M. Andrews, pas un ne fut pris, quoiqu'ils paraissent avoir été en assez grand nombre. Dans les hopitaux de Trichinopoly, aucun employé n'a été malade. Il paraît que beaucoup d'officiers de santé ont couché dans leurs hopitaux, sans en éprouver de fâcheuses conséquences. Au mont Saint-Thomas, où l'on avait établi un hopital général pour recevoir tous les malades atteints du Cholera, et où les nombreux employés étaient des personnes sans aucune habitude des hopitaux, pas un ne gagna la maladie. Cependant il n'était pas rare de les voir faire usage des draps de lit des malades qui venaient de guérir ou de succomber. La même observation s'applique aux nombreux hopitaux de réception, établis à Madras. M. Gibsou, chirurgien de service, en rapportant une dernière attaque éprouvée à Wallajahbad, par le 89e régiment (avril 1823), dit : j'eus quatre-vingt dix admissions, et j'augmentai du double le nombre des domestiques : je vécus jour et nuit dans l'hopital, au milieu des malades; et cependant ni moi, ni aucun des domestiques ne gagna la maladie. Mais la femme du sergent de l'hopital, qui vivait dans une chambre retirée et loin du voisinage de toutes les maladies, en eut une attaque très-vive. La maladie survint tout-à-coup par un vent de terre chaud, et disparut aussi soudainement, dès qu'il cessa de souffler. Par mon avis, on fit camper dans le voisinage, sur un terrain élevé, le bataillon du régiment où le Cholera régnait le plus, il ne vint pas un seul cas du camp, quoique les communications de toute espèce eussent resté libres entre les casernes et lui. On n'a pris aucune précaution, lorsque le régiment est revenu aux mêmes casernes, et cependant l'on n'a plus entendu parler du Cholera.

Le lecteur ne manquera pas sans doute d'observer que plusieurs des principales circonstances mentionnées dans l'histoire du Cholera sont restées sans explication dans les deux doctrines; et au milieu d'un conflit d'opinions si variées et d'apparences si contradictoires, il semble qu'il serait inutile, et peut-être présomptueux, de vouloir offrir un jugement positif. La question sera sans doute résolue d'une manière définitive, lorsque la connaissance que nous avons des lois de l'infection en général, sera plus approfondie; nous nous sommes bornés à exposer, le plus franchement que nous avons pu, le mérite des raisons que l'on fait valoir de chaque côté, espérant que leur examen tombant en des mains plus habiles, il en résultera de nouvelles lumières sur ce sujet.

Cause prochaine.

M. Orton, dans l'ouvrage très-précieux qu'il a publié sur le Cholera, établit les deux propositions suivantes :

1° Que la cause prochaine du Cholera consiste dans la diminution de l'énergie du système nerveux.

2° Que la privation de l'influence nerveuse ainsi produite s'étend à toutes les fonctions, et engendre immédiatement les phénomènes de la maladie.

On pourrait, généralement parlant, admettre la première proposition comme vraie, en laissant le champ libre à la discussion sur le principe de la diminution présumée de l'énergie du système nerveux. La seconde proposition est plus sujette à dispute. Si M. Orton a pensé que la diminution de l'énergie du système nerveux, et que la privation de l'influence nerveuse soient termes synonimes, il est à regretter qu'il n'ait pas employé la même manière de s'exprimer dans les deux propositions ; car il est probable que beaucoup de ses lecteurs pourront entendre, par énergie nerveuse, cette condition inhérente aux nerfs, en vertu de laquelle ils jouissent de la faculté d'être convenablement affectés par leurs stimulus naturels; et, par privation d'influence nerveuse, la soustraction de leurs stimulus naturels. De quelque manière que ce soit, les nerfs peuvent ou être eux-mêmes le siége principal de la maladie, ou conserver leur état sain, mais être privés de leurs stimulus naturels. Ainsi le système en grand souffrira toujours de la diminution de la puissance nerveuse. Les fonctions du cerveau et celles des nerfs ne paraissent pas se réduire à une seule et même fonction. Il paraît, d'après l'histoire du Cholera, qu'il y a même très-peu de connexion entre une partie du système nerveux (y compris le cerveau) et une autre. S'il n'y avait qu'une cause générale des fonctions du cerveau et des nerfs, alors la soustraction de cette cause conduirait à une diminution de l'énergie nerveuse, et elle s'étendrait à toutes les fonctions, comme l'a supposé M. Orton. Mais il ne manque point de faits évidents, pour prouver que, dans le Cholera, les fonctions sont loin d'être généralement affectées;

et d'après un examen attentif des phénomènes, il paraît plus raisonnable de conclure que les symptômes sont produits les uns après les autres, par l'une ou l'autre de ces causes, une diminution d'énergie prenant *primitivement* naissance dans la portion du système nerveux qui régit les parties qui forment les siéges respectifs des symptômes; un défaut de stimulus naturel, ou une diminution de la puissance nerveuse provenant d'une cause qui a son principe dans ces siéges, et qui affecte les nerfs *secondairement.* M. Orton supposant admise la vérité des deux propositions ci-dessus, rapporte la diminution de l'énergie nerveuse à un manque d'électricité. Il semble cependant impossible, même en admettant l'électricité comme principe de la vie, de concevoir comment son simple défaut se manifesterait par le Cholera, et par le Cholera tout seul; mais, comme on a déjà cherché à le faire voir, le fait de cette privation d'électricité est loin d'être bien démontré.

Nous penserions que la cause prochaine du Cholera, ou, pour parler plus correctement, que sa nature n'est pas essentiellement liée avec la lésion d'aucun organe; mais qu'elle est une affection morbide du système ou assemblage d'organes, dont l'action dirige les fonctions vitales et naturelles du corps, d'où dépend la vie. Nous croirions toutefois que cette affection morbide est distincte d'une simple négation du principe, qui excite naturellement ces organes. Si elle était purement une négation d'influence, nous devrions nous attendre à voir une simple cessation de leurs fonctions, et non tout cet appareil de symptômes morbifiques que le Cholera déploie communément. On peut, il est vrai, considérer l'affection du système sanguin, comme un exemple d'une pareille cessation de fonctions; et cette cessation étant certes un des symptômes les plus formidables du Cholera, il faut avouer que cela donne quelque poids à l'opinion que nous combattons. L'on a jugé assez généralement, quoique peut-être sans raisons suffisantes, que le principe qui engendre le Cholera était de nature sédative.

Il y a une analogie ou ressemblance entre les symptômes du Cholera et les accidents que produisent dans le corps certains poisons végétaux et animaux, et autres substances nuisibles; mais cette analogie n'est, en aucune sorte, assez parfaite pour avancer, dans un degré bien important, nos connaissances sur la nature de cette maladie. Suivant les expériences de M. Brodie, certains poisons végétaux agissent en détruisant l'énergie du cerveau. Dans ces cas, on trouve le sang d'une couleur foncée ou noire; mais le cœur n'est pas immédiatement affecté, et il continue de faire circuler le sang noir quelque temps après la mort. D'autres agissent à l'instant sur le cœur, et détruisent la vie en suspendant son action. Dans ces cas, le sang est d'une couleur vermeille ou écarlate. Il paraît au contraire que dans le Cholera il y a tout à la fois diminution des facultés qui produisent la circulation du sang, sa couleur vermeille et la chaleur animale. L'exhibition de l'Upas-Antiar, qui est celui de tous les poisons qui approche le plus dans ses effets de la nature du Cholera, s'accompagne de la couleur vermeille du sang. L'action de ce poison est sur le cœur. A l'ouverture des cadavres, on trouve les grosses artères extrêmement distendues par le sang, et lorsqu'on y fait une piqûre, il jaillit avec force par l'orifice. Les effets attribués à ce poison sont la débilité, les sueurs froides, les spasmes, l'inquiétude, le vomissement, les selles et une grande congestion des vaisseaux à l'intérieur. L'Upas-Tieutte ou Tchettick que l'on suppose agir sur le cerveau, cause la mort très-promptement, avec moins de symptômes de Cholera. Dans ce cas-ci, l'action du cœur continue quelque temps après la mort apparente. Le sang est noir, mais il n'y a pas de congestion.

Il faut avouer que si nous interrogeons de bonne foi nos connaissances, par rapport à beaucoup d'autres maladies, nous sommes forcés de convenir que nous ignorons leur cause prochaine ou *nature essentielle* presque autant, pour ne pas dire tout-à-fait autant, que celle du Cholera. La somme de nos connaissances se réduit dans le fait à ceci tout au plus, que nous savons qu'il y a certaines maladies particulières à certains climats, que d'autres maladies sont communes à tous les climats; et que l'action de certaines causes excitantes sera dans un cas suivie d'une maladie particulière, de ce que l'on appelle souvent une endémie; et dans un autre cas d'une maladie ordinaire. Le Cholera est évidemment une maladie qui est endémique dans un climat chaud, c'est-à-dire que, sous l'influence d'un climat chaud, le corps humain est disposé à recevoir l'action morbide qui constitue le Cholera. Quelle est cette influence, comment est-elle soumise à changer, de manière qu'à certains temps, à peine voit-on des traces de cette maladie, et que dans d'autres, elle se dissémine comme une épidémie? C'est ce que nous ignorons entièrement, de même que nous ignorons quelle est l'influence qui produit l'hépatite, la dyssenterie, la fièvre et plusieurs autres maladies. Cette maladie est donc naturelle au climat de l'Inde; et sa *prédominance récente* n'est pas plus un sujet d'étonnement et de recherches que la *longue absence* qui l'a précédée. De ce que la peau et les membranes muqueuses sont généreusement affectées, nous pouvons en inférer peut-être que plusieurs des causes excitantes agissent directement sur ces surfaces. Mais nous ne pouvons pas plus expliquer comment ces causes engendrent le Cholera à une époque et ne l'engendrent pas à une autre, que nous ne pouvons dire pourquoi, dans le climat de l'Inde, le foie est plus enclin à l'inflammation et à la suppuration, que dans d'autres contrées. Nous ne pouvons former aucune conjecture raisonnable pour expliquer comment, ou de quelle manière, l'état morbifique du cerveau et des nerfs que l'on suppose constituer la cause prochaine du Cholera, peut se produire sans l'intervention d'une cause excitante extérieure ; et cependant rien ne nous garantit que cela soit impossible.

Avant que d'abandonner tout-à-fait ce sujet, il est peut-être assez convenable de faire connaître brièvement quelques-unes des théories que l'on a mises en avant pour expliquer la cause prochaine du Cholera. Une des premières en date a été l'absence de la bile. Il est maintenant suffisamment démontré que ce fluide ne manque nullement, quoique son passage dans les intestins soit interrompu. Dans quelques cas cependant la bile s'est trouvée présente dans l'estomac et les intestins, sans empêcher la maladie d'avoir une issue fâcheuse. Malgré cela, comme signe pronostique, le retour du cours de la bile est très-favorable, non pas parce que la présence de cette sécrétion emporte par elle-même la maladie; mais bien parce qu'elle indique le rétablissement d'une des fonctions naturelles. Un praticien a imaginé que le Cholera était causé par une excrétion surabondante du suc gastrique; et beaucoup ont comparé la couleur des évacuations à ce fluide. Il n'y a, à la vérité, guère d'autre argument pour appuyer cette hypothèse, qu'une pareille ressemblance, qui même n'est nullement constante, ni uniforme. Elle est, au reste, suffisamment réfutée par la rencontre fréquente des cas où il ne se fait aucune évacuation ni de l'estomac, ni des intestins; puisque l'auteur impute tout l'appareil des symptômes morbifiques aux *flots* de ce fluide, qui sont rejetés, ce qui veut dire, sans doute, qu'il est en si grande abondance, qu'on ne saurait croire qu'il puisse être retenu à l'intérieur. Quelques-uns ont supposé que la cause prochaine du Cholera était le spasme de l'extrémité des vaisseaux; d'autres que c'etait un spasme des artères. Il n'y a certainement aucune preuve au soutien de la première supposition. Au contraire, toutes les apparences tendent à prouver qu'il y a un grand relâchement à l'extrémité des vaisseaux, et les cas où l'on a pratiqué l'artériotomie autorisent plutôt à conclure, que les artères ont perdu leur force contractile. La couleur noire du sang, dans le Cholera, a été regardée par plusieurs praticiens comme inséparablement liée avec les symptômes les plus formidables, en cas même qu'elle n'en soit pas la cause prochaine. Cependant des expériences assez nombreuses ont prouvé que l'action circulatoire du système sanguin pouvait se soutenir sans interruption, quoique le sang fût noir. On le trouve également de cette couleur noire dans d'autres maladies; et il paraît prouvé que, dans le Cholera, le sang a parfois sa couleur vermeille, lorsque la maladie avait déjà eu quelque durée. La fonction de rougir le sang se maintient quelquefois dans les poumons, ainsi que le prouvent les expériences, quoique le développement de la chaleur cesse. Cela a rapport à l'action de certains poisons sur le cerveau; mais l'histoire du Cholera fait voir que la chaleur se développe alors même que la circulation est presque éteinte, et qu'il n'y a pas apparence que le sang prenne sa couleur rouge. Cependant on manque d'observations thermométriques exactes, pour déterminer le degré positif de la chaleur. Il paraît que la conclusion la plus naturelle est que la fonction des poumons ne fait que participer au désordre qui affecte les autres fonctious, sans être elle-même la première affectée. Quelques praticiens ont considéré l'estomac, d'autres les intestins, comme le siége primitif du Cholera. En tant que la question se borne à établir que ces organes sont l'intermède, au moyen duquel la cause excitante immédiate agit fréquemment et entraîne les fonctions vitales, c'est une opinion que l'on ne peut ni contester, ni prouver. Mais nous ne sommes autorisés par aucune analogie à attribuer la série des symptômes funestes du Cholera à aucun état de désorganisation ou de constriction de ces organes, que l'on ait pu découvrir jusqu'ici. Si cette opinion est fondée, nous croirions que l'effet doit être produit par l'action de quelque substance délétère sur les nerfs de ces organes, ou par un état maladif des nerfs eux-mêmes. On a enfin défini le Cholera une contraction particulière, violente, spasmodique des vaisseaux capillaires de presque tout le corps, et particulièrement de la peau et de sa continuation, la tunique du canal alimentaire. Aucun raisonnement n'a été mis en avant pour expliquer cette théorie.

Nous sommes principalement guidés dans le Pronostic.

pronostic par le type ou forme qu'a prise le Cholera, et par le temps qui s'est écoulé depuis le commencement de l'attaque. Si le cas présente des symptômes violents *en apparence,* tels qu'une grande irritation de l'estomac et des intestins, beaucoup de douleurs dans ces parties et de violents spasmes des muscles ; si la force du pouls est à l'ordinaire ou même peut-être un peu augmentée ; si la température de la peau approche de son état naturel, et s'il ne s'est encore écoulé que peu de temps depuis l'invasion de la maladie, le pronostic sera favorable. Tous ces cas se montrent généralement dociles aux moyens curatifs. L'on n'a pas vérifié quelle est la longueur du temps que le système est capable de supporter, sans secours, les symptômes ci-dessus ; mais c'est le sentiment unanime de tous les praticiens, que le délai de deux ou trois heures augmente toujours de beaucoup le danger.

Si au contraire le cas n'offre que peu de symptômes d'excitation ou d'accroissement d'action, s'il n'y a que peu ou point de douleurs, s'il n'a paru ni vomissements ni selles, ou s'ils ont cessé, après s'être montrés, sans aucune amélioration dans la situation du malade, s'il n'y a que peu ou point de spasmes, mais qu'avec tous ces signes négatifs il y ait affaissement et froid de la surface, surdité et une chute considérable de la circulation, il n'y a pas de doute que le danger ne soit imminent. Dans bien des cas, cet état alarmant se manifeste dès les premières minutes de l'invasion. Dans le plus grand nombre cependant, il ne survient qu'après un plus long laps de temps. Dans tous les cas, où l'on voit le cortége de ces fâcheux symptômes, le caractère formidable de l'attaque est certain. C'est pourquoi le danger d'un retard est principalement dans la chance qu'il y a que l'état de collapsus soit formé avant que le médecin ait vu le malade. Mais dans ces circonstances fâcheuses même, il y a différents degrés de danger, l'espoir de la guérison s'éloignant de plus en plus, à mesure qu'il y a plus long-temps qu'elles se sont manifestées. On peut donc dire que le danger du Cholera se fait reconnaître non par l'intensité des actes morbifiques, mais par la diminution ou cessation des actions naturelles. On ne peut aussi regarder la cessation des premiers comme favorable, à moins qu'elle ne soit accompagnée d'une amélioration dans les dernières. Le plus favorable de tous les symptômes est le rétablissement du pouls; sans lui on ne peut compter sur aucun autre signe. Si en même temps que le pouls se relève, la chaleur extérieure se ranime par degrés, si le mal-être, l'anxiété diminuent, et que les sécrétions naturelles commencent à se faire, le salut du malade est en quelque sorte assuré, quoiqu'il soit encore exposé à souffrir de quelque complication d'une autre nature, ou à éprouver une rechute.

On ne peut laisser ignorer que le Cholera est une maladie si pleine de dangers, que souvent nous sommes cruellement déçus dans notre pronostic. Nous ne sommes jamais sûrs qu'à l'arrivée subite d'un mouvement inattendu et presque imperceptible dans le système, ou qu'à la plus légère imprudence commise par le malade, le pouls ne s'effacera pas sur-le-champ, pour faire bientôt place à la mort. Il n'y a pas de cas plus embarrassants, que ceux où en présence de quelque signe non équivoque de la maladie, il arrive pourtant que tout le système éprouve si peu de dérangement pendant quelque temps, que non-seulement le malheureux malade reste dans l'erreur sur la nature du mal dont il est atteint, mais que le médecin lui-même éprouve quelque peine à se persuader de sa réalité, quoique le témoignage de sa propre expérience ne lui ait que trop pleinement appris que, de toutes les attaques de Cholera, les plus difficiles à gouverner sont celles qui sont lentes, insidieuses et bénignes en apparence.

Méthode de Traitement.

Il n'y a point de maladies dans lesquelles on ait plus vanté l'efficacité souveraine d'une multitude de remèdes spécifiques, que dans le Cholera, et il n'y en a point en même temps où les plus grands efforts de l'art de guérir n'aient été si fréquemment insuffisants. Car, quoique, dans presque tous les cas, la maladie tende à une terminaison fâcheuse, il y a cependant dans une infinité d'occasions une certaine période où il est possible d'arrêter ses progrès par les remèdes les plus opposés, et en apparence les plus insignifiants; mais après cette période, tous les secours de l'art deviennent le plus souvent inutiles. La forme prédominante de la maladie et l'idiosyncrasie particulière du sujet, sont ce qui doit régler par rapport au plan de traitement. On conviendra sans peine que lorsqu'il est possible de découvrir quelque action morbide d'un organe, avant qu'il y ait aucune lésion de sa structure, la cure en est incomparablement plus praticable. Les mouvements les plus précoces dans le Cholera, particulièrement lors de son début dans ces contrées, se tournèrent en général à l'irritation de l'estomac et des intestins; et dans ce stage il est indubitable que la simple exhibition d'un calmant, d'un cardiaque ou d'un antispasmodique fût, dans une multitude de cas, suffisant pour arrêter les progrès du mal et opérer la cure. A cette époque, il est vrai, il paraît probable que, bien que l'influence épidémique fût à son plus haut degré, il arrivait que les individus très-peu prédisposés éprouvaient quelques légères atteintes de cette influence, de la même manière que nous le voyons arriver à ceux qui sont attachés au service des malades, et qui, quoiqu'à l'épreuve des attaques d'une maladie régnante sous sa forme régulière, ne laissent pas que d'éprouver des dérangements très-notables dans leur santé, en respirant le mauvais air des salles de malades. Après les premiers ravages épidémiques du Cholera dans ce pays, les médecins reconnurent universellement que les remèdes qui leur avaient si bien réussi dans leur première pratique, étaient presque entièrement inutiles dans les visites subséquentes de la maladie. On peut, ce semble, en quelque façon, expliquer cela par la remarque précédente, aussi bien qu'en supposant que l'on a, lors de la première alarme relative au Cholera, considéré des cas ordinaires de vomissement et de diarrhée, comme appartenant à cette maladie, d'où il en sera résulté que des praticiens eux-mêmes les auront traités en conséquence, et placés au nombre des guérisons.

Les symptômes généraux du Cholera étant

si fortement dessinés, les indications de traitement furent dès son apparition, et presque d'un accord unanime, tracées d'une manière non moins distincte; savoir, de modérer et dompter les actions désordonnées, et soutenir ou ranimer les actions affaiblies ou dépravées. Comme ces actions se rapportaient évidemment à une altération de fonctions plutôt qu'à une altération de structure, les mêmes moyens s'offraient naturellement à l'idée de la plupart des praticiens: mais on eut bientôt lieu de se convaincre que les remèdes prescrits ne pouvaient réussir à remplir les indications du traitement. A dater de cette époque, il s'éleva une grande diversité d'opinions et de pratique. On préconisa plusieurs remèdes empiriques, tandis que les différences essentielles des types prédominants de la maladie, en différents temps et dans divers cantonnements, ne contribuaient pas peu à partager les sentiments des officiers de santé; et ce n'a été que dans les derniers temps que l'on a senti et reconnu la nécessité de traiter la maladie d'après des principes généraux.

Dans la suite des remarques que nous avons à faire sur la méthode de traitement, il eût sans doute été convenable de suivre en général l'ordre des indications ci-dessus mentionnées, offrant, à mesure qu'elles peuvent se présenter, quelques observations particulières sur les plus importants des remèdes proposés ; mais la nature de plusieurs d'entre eux est telle que nous sommes obligés d'y recourir, lorsque nos efforts tendent à satisfaire à la double indication de modérer les actions désordonnées et de rétablir celles qui sont supprimées : nous ne pouvons donc suivre strictement cette division en nous occupant du sujet du traitement.

Opium. Le premier remède indiqué dans la vue de calmer l'irritation gastrique, et de dompter le spasme, était l'opium, sous forme solide ou fluide. Aucun autre médicament n'a été si universellement employé, aucun n'a aussi pleinement soutenu sa réputation dans le traitement du Cholera. Dans le plus grand nombre de cas chez les naturels, lorsqu'on l'a donné de bonne heure, c'est-à-dire avant qu'il y eut collapsus, et probablement aussi, quoique moins certainement, chez beaucoup d'européens, dans les mêmes circonstances, de larges doses d'opium ont été, suns nul doute, accompagnées des succès les plus décidés. La constitution des naturels, d'après leur manière de vivre très-simple, paraît plus docile aux effets appropriés des remèdes, et moins disposée que celle des européens à une complication d'actions morbifiques ; car lorsque l'opium a réussi chez eux, ce qui est arrivé dans le plus grand nombre de cas, la cure a été complète, et le malade retournait en fort peu de temps à ses travaux ordinaires. Pareille chose arrivait rarement aux européens, dont le régime de vie rend la constitution moins propre à ressentir complètement les effets de l'opium, et plus susceptible de passer à d'autres complications maladives.

Il règne une grande diversité d'opinions par rapport aux doses de ce médicament : et il ne paraît pas que l'on ait apporté à ce sujet une attention bien stricte aux doctrines physiologiques. Il paraît que la quantité la plus ordinairement administrée pour première dose, a été de 80 à 100 gouttes de teinture, et de deux à quatre grains d'opium solide; mais fréquemment on a donné la teinture jusqu'à deux ou trois dragmes. Quelques praticiens ont procédé en augmentant les doses, si leurs malades n'éprouvaient pas de soulagement ; d'autres continuaient également de donner le remède, mais en diminuaient les doses; d'autres enfin répétaient les mêmes doses par lesquelles ils avaient commencé. Rarement on a fixé son attention sur la quantité administrée : les praticiens se sont plutôt dirigés par les effets. Il a été assez d'usage de prescrire les premières doses d'opium en teinture, et de le donner ensuite sous forme solide, soit en pilules, soit en pâte molle. Ces dernières préparations, par la plus grande facilité qu'a l'estomac de les retenir, et par leur solution lente et successive, promettent certainement d'importants avantages. On a donné si largement et si indistinctement l'opium qu'il nous est impossible de déterminer ses effets réels dans tous les stages du Cholera, comparativement avec un nombre considérable de cas, où l'on n'a point fait usage de ce remède. Un petit nombre, très-petit nombre, il est vrai, de praticiens s'est abstenu tout-à-fait d'employer l'opium; et d'autres l'ont donné avec une grande parcimonie, surtout quand il s'est agi de répéter les doses; mais cette pratique n'a été accompagnée d'aucun succès remarquable. On doit cependant convenir qne plusieurs guérisons opérées sans le secours de l'opium, servent à prouver que ce remède n'est pas aussi indispensable que plusieurs l'ont prétendu.

Si l'expérience a fait voir que l'opium comme anodin et anti-spasmodique avait eu une grande efficacité dans le traitement du Cholera, il est pénible, d'une autre part, d'être forcé d'avouer, que dans beaucoup de cas qui semblaient donner de grandes espérances, dans lesquels même son effet narcotique s'était fait sentir, il n'a pu définitivement réussir à préserver d'une terminaison fatale. De plus, dans les stages avancés de la maladie, soit qu'on ne l'ait donné qu'alors, soit qu'après avoir été administré de meilleure heure, on ait continué de l'employer jusqu'à ce moment, on ne peut s'empêcher de reconnaître que son efficacité pour rétablir les fonctions opprimées ou suspendues, est, comme celle de tous les autres remèdes, extrêmement incertaine. Les cas où l'on peut compter avec le plus de confiance sur les effets de l'opium sont ceux où les symptômes primitifs ont leur siége évident dans l'estomac, ce qu'indiquent les vomissements et la douleur spasmodique de cette région, et dans les intestins, comme l'annoncent de violentes purgations et les contractions douloureuses de l'abdomen. Ses effets sont plus incertains lorsque l'affection de l'estomac est obscure, lorsqu'il n'y a que des selles modérées et insidieuses, lorsqu'on éprouve le sentiment d'une grande ardeur à l'épigastre, et dans tous les cas où le collapsus est déjà de la partie. Au fond, la pratique de persévérer jusqu'à la fin dans l'usage de fortes doses d'opium, au milieu de toute la variété de symptômes que le Cholera présente, a été malheureuse, tandis que les guérisons même qui ont eu lieu dans ces circonstances ne semblent pas bien clairement être dues aux effets de ce remède. Ainsi l'opium n'est en aucune sorte un remède spécifique dans le traitement du Cholera, quoiqu'il en soit un auxiliaire de la plus haute importance. On ne doit jamais l'omettre dans les premiers stages de la maladie, et il doit toujours précéder l'usage des remèdes que l'on ne donne pas combinés avec lui. Quand on l'emploie comme anodin ou anti-spasmodique, ce doit être sous la forme de teinture, et à la dose de soixante à cent gouttes répétées suivant le besoin. Quand on l'administre comme cordial ou stimulant, ce qui est généralement l'indication, après que le désordre des actions est apaisé, la forme de pilules ou de pâte molle est préférable. La solution dans l'estomac s'opérant par degrés, on peut donner à la fois depuis trois jusqu'à cinq grains. Si l'on donne la teinture dans la même vue, la dose en doit être petite et répétée à de courts intervalles.

Éther, ammoniaque, etc.

Pour remplir des intentions à peu près semblables à celles qui déterminent à employer l'opium, l'on a généralement donné l'éther, l'ammoniaque, le camphre, le castor, le musc, les huiles essentielles de menthe poivrée, de gérofle, de canelle, et diverses teintures contenant des ingrédients aromatiques et puissamment stimulants, enfin des teintures amères, la drogue amère, etc.

Certainement l'on a retiré des avantages de doses modérées et données à propos de chacun de ces remèdes donnés séparément, ou combinés avec l'opium et le calomel. Mais, comme par rapport à l'opium, la période pendant laquelle on peut les employer avec quelque chance probable de succès, est infiniment courte; et l'on peut la considérer comme celle qui précède la lésion organique des premières voies, ou l'atonie de leur fonction. L'examen que nous avons fait des rapports adressés au Bureau fait voir jusqu'où l'on a étendu l'usage de ces remèdes, et le peu de succès qui a accompagné cette pratique poussée à l'excès. Beaucoup de praticiens ont très-positivement remarqué que l'usage de ces remèdes était extrêmement contraire à ce que ressentaient les malades, surtout ceux que tourmentait la soif, qui avaient à l'estomac une chaleur brûlante et une douleur fixe; que les mêmes remèdes avaient toujours beaucoup augmenté le mal, et qu'après un certain intervalle, il était clair que l'estomac n'était plus sensible à leur action.

La plupart des praticiens ont donné le vin et les spiritueux, et dans le fait il est impossible de regarder un malade attaqué du Cholera, sans se sentir disposé à en user, même largement. Cependant on ne tarde pas à s'apercevoir que l'excitation des stimulants est insuffisante par elle-même pour la cure de cette maladie. Les symptômes les plus funestes ne surviennent que trop souvent pendant l'usage des remèdes de ce genre; et dès que le stage

Les spiritueux, le vin.

du collapsus est arrivé, leur exhibition est communément impuissante pour réveiller et rehausser l'énergie de la nature. Les mêmes remarques que l'on a faites par rapport à l'opium et autres remèdes ci-dessus peuvent s'appliquer au vin et aux spiritueux. Dans les premiers moments, ils sont d'une utilité incontestable; mais dans l'état avancé, ainsi que les autres remèdes, ils ne manquent que trop souvent de succès. L'on n'a point suffisamment étudié jusqu'à quel point on pouvait les employer eu égard à l'état actuel du malade et aux lois de l'excitement, telles qu'on les conçoit et qu'elles sont admises. Si le collapsus dans le Cholera est l'effet d'une diminution directe de la capacité d'un organe pour recevoir l'action des stimulants, nous devons commencer par des doses fortes et proportionnées au degré présumé de cette diminution; allant ensuite en diminuant, à mesure des progrès que fait le rétablissement de l'excitabilité. Mais si le collapsus n'est dû qu'au besoin de stimulant naturel, il faut que les doses soient petites au commencement, et augmentées par degrés. Beaucoup de praticiens, à ce qu'il paraît, ont diminué la quantité des spiritueux, après les premières doses, d'où l'on peut conjecturer qu'ils regardaient l'état de collapsus comme le résultat d'une *diminution* de l'excitabilité. Il est difficile de prononcer sur le mérite comparatif de la question, ou sur les avantages relatifs de l'un et l'autre mode de pratique. Un petit nombre de praticiens s'est tout-à-fait abstenu de l'emploi du vin et des spiritueux, regardant la maladie comme essentiellement inflammatoire. Les succès de cette pratique n'ont pas été de nature à lui mériter une entière préférence sur un usage modéré de ces remèdes.

Dans le traitement du Cholera, l'on a donné le calomel presque aussi immédiatement que l'opium. Malgré cela, les praticiens ont suivi des indications différentes dans l'adoption de ce médicament. Quelques-uns l'ont donné pour calmer l'irritabilité de l'estomac, d'autres pour évacuer les vaisseaux biliaires ; quelques-uns l'ont regardé comme un puissant moyen de rétablir l'équilibre de la circulation et de dompter l'inflammation, un plus grand nombre encore s'en est servi sans faire connaître, en aucune sorte, dans quelle intention. Quant à sa vertu supposée de calmer l'irritabilité de l'estomac, il semble qu'il ne manque pas de preuves et en grand nombre, pour convaincre que le calomel ne possède point cette vertu, du moins dans le Cholera ; qu'au contraire même, d'après une observation judicieuse, on

Le calomel.

lui a souvent reconnu une vertu tout opposée. L'on convient aujourd'hui assez généralement, que la simple irritabilité de l'estomac, n'est pas en elle-même un symptôme qui menace de danger; et que si les remèdes donnés pour la diminuer n'ont pas d'autre effet concomitant, le résultat n'en est nullement avantageux pour le malade. L'effet que l'on dit qu'a le calomel donné à large dose, pour tempérer l'irritation qui accompagne certains états inflammatoires des membranes muqueuses, a probablement conduit à l'employer comme sédatif dans les irritations qui accompagnent le Cholera. Peut-être aussi est-il juste de penser qu'étant un remède d'une grande efficacité reconnue, dès que son usage avait été une fois admis, l'on y a eu recours dans une infinité de cas, uniquement parce que c'était une pratique que l'on se serait cru responsable de ne pas suivre. Cette présomption se trouve justifiée, quand on considère la manière dont on administrait d'abord le calomel dans le Cholera. On posait sur la langue de 15 à 20 grains, communément 20 grains de calomel sec, que l'on faisait avaler en donnant pardessus cent gouttes de teinture d'opium. Certainement une pareille manière d'employer ce remède ne pouvait que bien difficilement se présenter à la pensée des médecins, comme convenable dans une maladie telle que le Cholera. Nous serions assez portés à croire que l'on a adopté le remède ainsi que la méthode de l'administrer sans y avoir beaucoup réfléchi. Si l'on prétendait que l'objet que l'on avait en vue, était la prompte diffusion du calomel, on répondrait qu'on pouvait arriver au même but, en le donnant suspendu dans quelque boisson mucilagineuse.

Les quantités de calomel données sous différentes formes ont été très-considérables. L'estomac perdant souvent la force de rejeter, on a trouvé cette substance tapissant sa face interne; et quand on l'avait donnée en bols, elle était nichée dans un mucus verdâtre; des traces d'inflammation étaient visibles à l'endroit. Le succès des praticiens qui n'ont point employé le calomel au début de leur traitement a été, pour le moins, tout aussi grand que celui des médecins qui s'en étaient servis dès le commencement; et les raisons que divers officiers de santé ont en même temps fait valoir pour combattre directement cette prompte administration paraissent décisives contre les observations, au moyen desquelles on a cherché à appuyer cette pratique. Le calomel a incontestablement un effet puissant pour exciter le système bilieux; et dans cette intention son emploi est grandement nécessaire; mais la suppression de l'excrétion bilieuse n'étant qu'un anneau dans la chaîne ordinaire des symptômes du Cholera, et son déplacement partiel ou accidentel, son absence totale même, étant, comme on l'a prouvé, d'une faible conséquence dans le cours général de la maladie, l'on peut regarder comme prématurée et peu judicieuse toute tentative pour l'exciter par des moyens particuliers. Quand il survient un changement favorable indiqué par le retour des fonctions *ordinaires*, alors l'exhibition des stimulants appropriés paraît clairement indiquée, mais nullement auparavant. Nous n'entendons point comprendre ici les *fonctions vitales*, dont l'état doit être le premier et principal objet de nos soins. Le calomel n'est point un remède qui puisse exister d'une manière tout-à-fait passive dans l'estomac : tant que cet organe conserve sa vitalité, s'il ne fait pas de bien il fera du mal. On a souvent répété que le Cholera avait beaucoup de ressemblance avec le typhus congestif. C'est probablement d'après cette analogie que l'on a donné le calomel dans le Cholera, comme rétablissant l'équilibre de la circulation; ou ceux qui sont du sentiment que la maladie est inflammatoire attendent peut-être de son usage les mêmes effets avantageux qu'on en obtient dans un surexcitement de la circulation. Mais en accordant même que la congestion veineuse, comme dans le typhus, ou que l'excitation de l'action artérielle, comme dans l'hépatite ou l'entérite soient également soumises à l'influence curative du calomel, peut-on justement conclure que l'affection de la circulation dans le Cholera est essentiellement alliée à l'un ou l'autre de ces deux états? Il semblerait que non. Il est plus probable que l'affection de la circulation, dans le Cholera, a son origine dans quelque impression subite sur la fonction même, impression qui n'est pas de nature telle que l'on puisse supposer au calomel, pour ne rien dire de plus, cette influence directe et rapide qui est nécessaire pour la guérison de la maladie.

La saignée.

L'extraction du sang, si ce n'est comme antispasmodique, est un remède si peu indiqué par les symptômes accoutumés du Cholera, que son emploi dans le traitement de cette fatale maladie n'a pas peu contribué à procurer un triomphe signalé à l'art de guérir. Il faut plus qu'un effort commun de réflexion et de raisonnement, pour en venir à cette conclusion, que lorsque les forces de la vie paraissent tombées au dernier degré, que les battements du cœur sont presque éteints, que la chaleur du corps est dissipée, et que les fonctions de la nature sont suspendues et incapables de se relever par l'action des plus forts stimulants, l'extraction du sang puisse néanmoins devenir un remède contre l'assemblage de tant de symptômes terribles. Nul doute que la saignée n'ait été premièrement employée dans les cas où il y avait beaucoup de spasme, et où les forces du corps n'avaient pas encore beaucoup décliné. Le soulagement était en général évident et immédiat; ainsi la pratique s'en établit dans ces sortes de cas. Les ouvertures de cadavres ayant aussi fait connaître fréquemment un état de surcharge ou turgescence des vaisseaux des viscères, ou des traces évidentes d'inflammation sur leurs membranes muqueuses, la saignée fut encore, par une induction assez naturelle, adoptée pour obvier à ces accidents. Mais l'emploi de la saignée sans rapport à aucun de ces états, et comme remède pour le collapsus dans le Cholera, doit avoir été le résultat de raisonnements et de réflexions fondés sur les grands principes de la science, résultat grandement honorable pour la médecine, et, ainsi que nous allons tâcher de le faire voir, d'une importance pratique très-étendue dans le traitement de la maladie.

Nous n'avons point de renseignements précis sur la manière dont on a, en général, pratiqué la saignée, quoique cela ne semble pas d'une petite conséquence dans une maladie telle que le

Cholera. Il est digne de remarque que la syncope est un symptôme qui s'y montre bien rarement. Lorsqu'elle est occasionnée par la saignée, elle est communément favorable; ce que l'on doit très-probablement imputer à ce qu'on l'emploie pendant la violence du spasme, et avant qu'aucun affaissement ait eu lieu. Nous pouvons donc facilement concevoir comment l'évacuation commode du sang, que l'on peut supposer précéder la syncope, aussi bien que l'état de relâchement qui la constitue seront suivis d'amendement; mais nous n'avons aucuns documents qui nous portent à croire qus la syncope ait été souvent la suite de l'extraction de *petites* quantités de sang, ou que les petites saignées, aient été accompagnées de succès. La manière habituelle dont on s'est exprimé, est qu'après la sortie de très-peu de sang, il cessait de couler; et que la dépression du pouls avec la *défaillance*, et non la *syncope*, survenaient ou augmentaient. L'on n'a point fait connaître si l'on avait tenu les malades tout-à-fait couchés ou sur leur séant, quand ils ont été saignés. Il est constaté, d'après tous les rapports, que l'action seule de soulever les malades a été suivie de la défaillance et même de la mort. Nous pouvons en quelque sorte induire de là que si l'on a souvent saigné dans une posture droite, il n'en a pas fallu davantage pour déterminer la difficulté que l'on a eue à faire couler le sang.

Il y a véritablement peu de remèdes, dont on ait plus généralement et plus librement usé que de la saignée. La plus grande objection que l'on ait faite à son égard, a été qu'elle n'avait pas toujours réussi. Les fauteurs de cette opération établissent toutefois pour maxime qu'on ne peut compter sur le succès qu'autant que l'on obtient une certaine quantité de sang : et peu d'entre eux estiment cette quantité à moins de trente onces. Ceux qui sont moins favorablement disposés pour la saignée, ou qui la condamnent tout-à-fait, objectent que si l'état de la circulation permet de tirer facilement du sang, c'est preuve que le cas est bénin ou favorable, et qu'il céderait à tout autre remède. Il n'y a pas de doute que dans plusieurs circonstances un affaissement mortel a promptement succédé à la saignée, même *copieuse* ; ce qui a un peu ébranlé la confiance de beaucoup de praticiens dans la sûreté de ce remède ; mais c'est dans l'immense majorité des cas, après de *petites* saignées, que ces accidents sont arrivés. Il y a aussi une multitude d'exemples, surtout chez les Européens, qui prouvent que, même avec les apparences les plus favorables, la maladie aurait souvent eu une issue fâcheuse, malgré tous les remèdes internes et externes, si l'on n'avait point eu recours à la saignée.

Il n'est pas impossible d'expliquer la cause du collapsus qui se manifeste après ou pendant la saignée dans le Cholera, de manière à prévenir les objections qui en pourraient résulter contre l'adoption de cette évacuation comme remède dans cette maladie. Il paraît indubitable que l'extraction d'une petite quantité de sang, telle par exemple que celle que peuvent fournir les branches les plus distantes des vaisseaux, est suivie d'une augmentation de débilité. Mais si l'on réussit à pousser l'évacuation sanguine jusqu'au point d'agir sur les vaisseaux de l'intérieur et sur le cœur lui-même, alors le système de la circulation semble délivré de l'oppression qui mettait obstacle à ses fonctions, et il redevient capable de remplir sa tâche, qui est d'expulser et de mouvoir le sang. C'est une espèce d'excitement indirect : les facultés ne sont pas élevées à un plus haut degré, mais la résistance ou la pesanteur est diminuée. Telle est la théorie sur laquelle on s'est appuyé pour recommander la saignée dans le Cholera. Le lecteur verra bien qu'elle n'est pas nouvelle. Son application dans la maladie qui nous occupe est seule ce qu'il y a de nouveau. Si cette théorie est vraie, la présence ou l'accession du collapsus loin de nous empêcher d'aller de l'avant, doit au contraire être regardée comme un motif de plus de faire tous nos efforts pour obtenir du sang. Afin de le prouver, nous allons joindre les observations snivantes extraites des journaux des officiers de santé, dont le témoignage a le plus de poids et mérite le plus de confiance.

M. John Wilson, dans le cas de Mootien, dont le pouls n'était plus sensible au poignet depuis long-temps, tira vingt onces de sang, en voyant la respiration devenir oppressée. Le sang était du noir le plus foncé, très-épais, et ne put s'obtenir qu'avec beaucoup de difficulté. Il y avait environ vingt heures que la maladie s'était déclarée, et depuis douze, au moins, il était resté sans pouls, c'est-à-dire, depuis son entrée à l'hopital. Cependant dix minutes après la saignée, on commençait à distinguer les battements, le pouls se releva bientôt, et le malade guérit. Chez Vencanah, le pouls avait également disparu; il y avait surdité, respiration laborieuse et tous les mauvais symptômes: on lui tira vingt onces de sang avec beaucoup de peine, le sang était très-noir et extrêmement épais: immédiatement après la saignée, il respirait beaucoup plus aisément, et l'on pouvait apercevoir faiblement les battements du pouls au poignet. Le malade se rétablit. Dans le cas du capitaine D.... qui suit celui de Vencanah, la saignée fut pratiquée fort tard, lorsqu'aucune méthode de traitement n'eût probablement réussi, l'état de congestion des poumons ayant, suivant toute apparence, amené la désorganisation de leur structure.

M. Mc Leane, du 84.[e] régiment, dans le cas de Broomhead: A 7 heures trois quarts du matin, 104 pulsations, pouls faible, saignée d'une livre; 9 heures du matin, le pouls imperceptible au poignet, le corps couvert d'une transpiration froide et gluante, saignée de huit onces: 10 heures trois quarts le pouls très-légèrement sensible au poignet. Ce cas se termina malheureusement à cinq heures du soir; mais à deux heures, le pouls, quoique toujours très-faible, ne donnait plus que 80 pulsations. Dans ce cas-là même, où la première saignée n'a été que d'une livre, et la seconde de huit onces, la nature paraît avoir fait un effort considérable pour rétablir la circulation.

M. Mc Cabe, à Ponnamallee, dans le cas de Greenfield. Le malade parut aller bien pendant environ douze heures, lorsqu'un retour violent des symptômes engagea à tirer vingt onces de sang, avec un soulagement immédiat. La peau devint chaude et le pouls plus fort. Chez Howard, quoique le pouls fût extrêmement faible, on tira trente onces de sang, à l'apparition des symptômes urgents; le soulagement fut immédiat. Trois heures après, le pouls était plein, et la chaleur de la peau presque naturelle. Dans le cas de Fife, le pouls était vif, un peu tendu. On tira cinquante-cinq onces de sang, avec un soulagement complet. Quelques heures après, il y eut un renouvellement des symptômes; le pouls petit et vif, la surface chaude. On tira encore trente-six onces de sang, avec le même avantage. Pendant près de quatre heures ensuite, le pouls n'était plus perceptible, les pieds et les jambes s'étaient refroidis; cependant le pouls revint et il alla bien.

M. Maclean, chirurgien du 53e régiment, dans ses remarques sur trois cas où la saignée avait décidément réussi, dit: je n'hésite point à affirmer que même dans le stage le plus avancé de la maladie chez l'européen robuste, et même chez le naturel du pays affaibli, la saignée doit être la base de notre méthode de traitement; ni la chute du pouls, ni les apparences générales de débilité ne doivent nous intimider. L'une et l'autre sont la suite d'un excès d'action résultant d'une quantité indue de sang poussée sur les viscères du thorax et de l'abdomen; en éloignant la cause, le soulagement s'ensuit. Je suis du sentiment du docteur Jackson, lorsqu'il dit qu'en diminuant la quantité du sang, l'on augmente la puissance du système de la circulation.

Le docteur Daun, du 89e régiment, dans le cas de Mardock : le pouls étant faible, irrégulier et intermittent, on tira trente-deux onces de sang; il parut se ranimer à mesure que le sang coulait, et en même temps le pouls se relevait, prenait de la force et de l'étendue: quelque temps après, les symptômes reparurent. Le pouls de nouveau faible et intermittent, la peau humide et froide. La saignée fut en conséquence répétée, et l'on tira trente-six onces de sang, le pouls continuant de se relever pendant tout ce temps, et le malade déclarant qu'il se trouvait infiniment plus soulagé que par la première saignée. Le docteur Daun ajoute : « Autant que mon expérience m'autorise à épouser une opinion, je pense que la saignée copieuse et faite de bonne heure est le seul moyen de traitement découvert jusqu'ici, sur lequel on puisse fonder quelque confiance. Dans deux cas, le pouls, environ vingt ou trente minutes après la première saignée, qui qui avait été de trente-deux onces, commença de nouveau à disparaître et à devenir intermittent: la sueur froide et une anxiété indicible particulière à la maladie avaient reparu. Dans les deux cas, la veine fut rouverte, et l'on observa un plus grand soulagement après cette seconde perte de sang qu'après la première. On avait tiré, cette seconde fois, autant ou plus de sang que dans la première saignée.

M. Annesley, chirurgien de la garnison du fort St.-Georges, dans le cas de Sparling, saigna la malade, quoique avec difficulté, pendant que le pouls était fréquent, petit et faible. Lorsqu'il y eut seize onces de tirées, elle eut un retour des spasmes, et le sang cessa de couler tant qu'ils durèrent. Après la cessation des spasmes, le pouls toujours très-faible et très-petit, on tira encore seize onces de sang avec un grand soulagement. Quoique couverte d'une rosée froide, elle n'éprouva aucun sentiment de défaillance, et le sang se rapprochant alors de son état naturel, on en aissa couler six onces de plus. A dix heures un quart, son pouls était plus souple et plus plein, quatre-vingt-seize pulsations par minute. M. Annesley ajoute : « J'ai réussi dans presque tous les cas où j'ai eu recours à la saignée, lorsqu'il a été possible de la pratiquer (faisant ainsi allusion à la difficulté de faire couler le sang) ; et chez les malades que j'ai traités, la saignée, au lieu de produire la syncope, a toujours été suivie de l'amélioration du pouls, et de la disparition du sentiment de défaillance et de débilité.

M. Wyse, chirurgien de la garnison de Trichinopoly, dit : « Il était mort très-promptement neuf ou dix malades indiens, que l'on avait traités par de larges doses d'opium, le calomel, les stimulants, les frictions, les vésicatoires. A ma dernière visite, deux individus étaient malades : l'un venait d'être saisi à l'instant; il y avait dix à douze heures que l'autre souffrait. Le pouls était très-obscur chez tous deux, mais à peine sensible chez le dernier. Le sang du premier coula librement et d'une qualité naturelle. Aussitôt après l'opération, il désira retourner au travail avec ses camarades. On ne tira à l'autre, avec difficulté, que six à sept onces d'un sang épais et semblable au goudron. Mais il en résulta un grand soulagement pour l'oppression précordiale, et deux ou trois jours après, il retourna à l'ouvrage. » Dans le cas de M. Mc Namara, il ajoute : « Il tomba en syncope lorsque j'appliquais la ligature pour le saigner; mais je n'en persistai pas moins, convaincu, par mon expérience, que si je pouvais tirer du sang il avait une chance, et je puis dire la seule chance pour se rétablir. »

Le docteur Irving, du bataillon d'artillerie de Golundauze, a fait les remarques suivantes : Dans les cas de quatre naturels saignés, lorsque le pouls du premier était très-vif, petit et tremblotant; celui du second, insensible au poignet; celui du troisième, battant 118 fois, petit et assez faible, s'enfonçant, finissant par être à peine perceptible; et celui du quatrième, tout-à-fait insensible par intervalles, et avec tous les signes accoutumés du collapsus; ayant réussi dans tous ces cas à obtenir du sang, quoique avec beaucoup de peine, la circulation se ranima et les malades guérirent.

Outre le grand nombre de témoignages en faveur de la saignée, que l'on trouve dans les rapports qui ont été publiés, on peut compter aussi le sentiment de la grande majorité des officiers de santé qui ont communiqué leurs observations au Bureau-Médical, et qui sont tous décidément pour cette pratique. L'objection principale que l'on fait n'est pas contre la pratique en elle-même, mais se tire de l'impossibilité, malheureusement trop fréquente, d'obtenir une quantité de sang suffisante. On reconnaît, et les plus zélés partisans de la saignée eux-mêmes, que cette difficulté se rencontre souvent, et que souvent elle est insurmontable. Cependant lorsque l'on exécute cette opération, avec la conviction morale que si l'on réussit à avoir du sang, on sauvera probablement la vie du malade, l'opérateur ne doit pas se décourager ; il faut qu'il persévère dans ses efforts, et qu'il appelle à son aide tous les moyens imaginables, tels que les frictions, l'immersion des bras dans l'eau chaude, la contre-ouverture de l'orifice des veines, l'administration des stimulants, et l'application de la chaleur extérieure. Loin de se laisser intimider et détourner de son objet par une augmentation de débilité ou de collapsus qui surviendra, ou de se contenter d'une amélioration temporaire du pouls, il se souviendra que son espoir est placé au-delà du moment présent, et ne perdra pas de vue que s'il réussit à désemplir suffisamment les vaisseaux, il sauvera probablement son malade, et que s'il y manque, il y a tout à parier qu'il le perdra. On ne regarde pas comme très-important de savoir si le malade a déjà été saigné ou non, dès que les symptômes actuels indiquent la répétition de la saignée. Le principe est que, dans le Cholera, le collapsus n'est pas la suite de la perte du sang, mais un état pour le soulagement duquel on ne peut se fier qu'à l'émission du sang. Dans cette seconde hypothèse cependant, lorsque le médecin n'est pas bien décidé en lui-même, les obstacles lui paraîtront une excuse pour son manque de courage, et il y puisera des motifs pour ne pas persévérer ; l'aggravation subite des symptômes du collapsus passera pour l'effet d'un moyen au moins douteux, et l'on regardera un retour passager de l'action vasculaire, ou comme le gain d'un avantage suffisant, ou comme l'indication que la saignée n'est plus nécessaire. C'est de cette manière que nous pouvons rendre compte d'un si grand nombre de tentatives sans succès par rapport à la saignée, parce qu'elles ont été timides, incomplètes ; et expliquer tant de résultats peu satisfaisants, lorsqu'on est resté en arrière de la quantité de sang qu'il fallait tirer. Car il est indispensable de réduire le volume de ce fluide à une proportion donnée, afin de s'assurer les effets que l'on attend de la saignée. Tout ce qui reste en-deçà de cette proportion enlevera une portion de force au malade, mais n'augmentera point la puissance motrice du système vasculaire, ou, ce qui revient au même, ne diminuera point la résistance qui s'oppose à l'action de cette puissance motrice.

Sans contredit, le Cholera est une maladie des plus dangereuses, et tant de circonstances concourent à en aggraver le péril, que l'on peut bien difficilement espérer que l'on trouvera une méthode de traitement qui le dépouille de ce caractère formidable. Toutefois, il est résulté beaucoup de mal de plusieurs remèdes que l'on a prônés et employés comme spécifiques infaillibles. Entre autres, on a mis la saignée à cette épreuve aussi injuste qu'anti-philosophique. Si l'on y fait bien attention, elle est peut-être de tous les remèdes, celui qui mérite le dernier le nom de spécifique ; car, dans le fait, il y a bien lieu de douter qu'elle soit le moyen curatif direct des symptômes essentiels du Cholera. Ses plus chauds partisans ne la regardent que comme un auxiliaire, et ne comptent sur elle, que combinée avec d'autres remèdes, qui paraissent plus strictement appropriés à la maladie. La congestion, pour laquelle seule elle est indiquée, semble n'être qu'un symptôme ou une conséquence de l'état morbide qui forme le premier et le principal anneau de la série d'actions qui appartiennent au Cholera. L'enlèvement de la congestion qui est mécanique, permet au cœur de répondre à l'action des autres remèdes. Si, d'après ce que l'on a vu dans quelques ouvertures de cadavres, l'on objectait qu'il n'y a eu aucune congestion particulière, le sang paraissant également distribué dans tout l'appareil vasculaire, et que, dans plusieurs cas, la circulation, quoique lésée à la fin, semble, pour un temps, conserver son action sans dépression fort sensible; dans ces circonstances-là même, la saignée, en diminuant le volume du sang, peut encore avoir des effets salutaires. Dans tous les cas de cette nature, il n'y a certainement aucun danger à en craindre, si, comme il le faut invariablement, on l'emploie *jointe aux autres remèdes.*

Le Bureau-Médical, dans ses lettres circulaires, a conseillé de donner les anti-spasmodiques et les stimulants, avant que de recourir à la lancette. Par ce moyen, on ne perd pas de temps ; et, ce qui est peut-être d'une plus grande importance, on fait coopérer à la fois l'effet de la saignée et l'action des remèdes internes.

D'après le témoignage de la plupart des officiers de santé, l'extraction du sang au moyen des sangsues ou des ventouses, paraît aussi peu assurée que par la lancette ; et cela évidemment par des causes toutes pareilles. Cependant on peut toujours tenter les saignées locales avec quelque espoir de succès, lorsque la saignée ordinaire n'a pu avoir lieu. On n'aura pas de peine, sans doute. à concevoir qu'il faut préférer le sternum et l'abdomen aux extrémités pour faire ces sortes d'applications. On doit, en outre, se guider par le siége d'une douleur particulière. Peut-être conviendrait-il de choisir le voisinage de la moelle épinière.

Quant à ce qui regarde les vaisseaux particuliers qu'il faut ouvrir, aussi bien que l'avantage de faire couler le sang avec promptitude ou lentement, c'est une question qui paraît sans importance, sous quelque point de vue pathologique que ce soit. Le point capital est d'obtenir la quantité de sang requise ; et le praticien verra bien, par lui-même, que, n'importe quel vaisseau il ouvre, l'écoulement du sang sera très-certainement facilité, en veillant aux circonstances dans lesquelles se trouvera le malade. Il faut qu'il soit couché et dans une attitude commode, on doit le soutenir avec des cordiaux, et en cas qu'il y ait des vomissements et des selles, imaginer les moyens convenables pour qu'il satisfasse à ces besoins sans changer sa position.

Applications extérieures ; bains chauds.

Les remèdes que nous allons examiner maintenant, sont ceux que l'on applique à la surface du corps. Le froid extrême de la peau et la fréquence des spasmes musculaires, qui distinguèrent le Cholera, surtout au moment de son invasion, suggérèrent bientôt l'idée des bains chauds. On recommanda, en même temps, tout ce qui pouvait augmenter l'efficacité des bains d'eau ordinaire, savoir les spiritueux, les plantes aromatiques et le sel commun. D'abord on ne mit point en doute l'efficacité de ces bains; mais la préparation en était toujours lente. Dans bien des positions, elle était pleine de difficultés; dans beaucoup, elle était tout-à-fait impraticable. De plus, les bains ne pouvant jamais s'administrer sans beaucoup de fatigues pour les malades, on proposa de les remplacer par une nouvelle invention, bien connue depuis, sous le nom de bains de vapeurs spiritueuses de M. Dalton, qui, dans les pre-

Bains de vapeurs.

miers moments, sembla promettre les plus grands avantages, par la facilité et la promptitude avec lesquelles on les préparait, la chaleur puissante qu'ils produisaient, et le soulagement, la consolation donnés aux malades par le mode de leur application. Mais on s'aperçut bientôt que les bains de vapeurs, comme les bains d'eau, frustraient toutes les espérances que l'on avait fondées sur leur secours. Lorsqu'il y avait beaucoup de spasme avec une action passable du système vasculaire, la chaleur et l'humidité donnaient du soulagement. Mais dans les cas formidables, accompagnés d'une peau humide et froide, du ralentissement de la circulation, il devenait évident que leur emploi ne procurait que peu ou point d'avantages, et que la température de la peau n'en était rétablie qu'à un bien faible degré. Dans ces cas terribles, il se développait constamment un symptôme bien digne de remarque : les malades, dont la peau était froide comme la glace, trouvaient qu'un degré de chaleur, même très-modéré, était bouillant et intolérable.

Sable chaud, etc.

On considéra alors que l'application de l'humidité à la peau dans la condition où elle était, et que l'exposition des malades à l'inhalation d'un air chargé de vapeurs, lorsque les poumons se trouvaient évidemment dans un état peu capable d'aider à leur fonction, même dans l'atmosphère la plus pure, pouvaient bien n'être pas sans de grands inconvénients. On pensa que l'application de la chaleur, reconnue indispensable, pouvait être soumise à des combinaisons propres à modérer l'excessive excrétion de la peau plutôt que capables de l'exciter. En conséquence, on substitua assez généralement le bain sec, ainsi qu'on le nomme en termes de l'art, aux bains d'eau et de vapeurs, même avant que le Bureau-Médical eût hasardé une opinion contre l'utilité des derniers dans le Cholera. Les coutumes de l'Inde fournissent de grandes facilités pour l'application de la chaleur. Chaque maison d'européen et presque toutes celles des naturels sont fournies d'une petite couchette de rotin, ou à fond cordé; une ou plusieurs chatties, vases de terre que l'on a toujours à la main, se remplissent de charbon ou braises allumées, que l'on se procure aussi très-aisément, et en les plaçant sous les couchettes, on a bientôt excité tout le degré de chaleur que l'on désire. L'on a aussi beaucoup vanté et avec raison l'usage des sacs allongés de flanelle ou de cumley (couverture indienne) remplis de sel ou de sable chaud. On peut attribuer une partie des bons effets de ces sacs échauffés à ce qu'ils absorbent l'humidité de la peau, à mesure qu'elle s'engendre. Parmi les moyens de traitement, on a.

trouvé une addition très-utile dans de fortes frictions faites avec la brosse à peau ou des flanelles chaudes.

Frictions Rubéfiants, etc.

On a eu recours parfois à l'usage des frictions avec des teintures stimulantes, et aux embrocations acres, composées d'ail et piment, etc. Mais leurs effets stimulants paraîtraient contrebalancés par ceux de leur évaporation. L'on a aussi employé, comme moyen d'excitement général, les sinapismes, mais pas aussi fréquemment et aussi largement que leur utilité, dans plusieurs cas, le demanderait. En particulier, il ne paraît pas que l'on ait recouru aux sinapismes comme à un des prompts moyens de traitement, en sorte que lorsqu'ils ont fait effet sur la peau, leur action sur tout le système n'a que trop souvent été entravée par les progrès qu'avait fait la maladie, ou la peau elle-même s'est montrée insensible à leur opération. Les sinapismes appliqués largegement à la surface, et en temps convenable, présentent l'espoir d'un excitement considérable et permanent. C'est pourquoi l'on recommande leur prompte application à l'attention sérieuse des praticiens. Dans les mêmes vues, et comme contre-irritants locaux, on fait un usage assez étendu des vésicatoires composés de l'emplâtre de cantharides, ou de cet emplâtre avec l'addition d'huile de térébenthine, des acides minéraux et de l'eau bouillante.

Néanmoins l'état de la peau, surtout quand la maladie est avancée, devient fréquemment tel qu'il rend extrêmement incertaine l'action des vésicatoires. Les acides minéraux, même concentrés, manquent souvent de faire une impression vive. Dans ces cas désespérés l'on a eu recours à l'eau bouillante, et avec effet; il n'y a pas de vésicatoire plus prompt et plus puissant. Lorsque la peau est encore sensible à leur action, l'on a retiré des avantages manifestes de toutes ces diverses applications à la surface, surtout à la région du cœur, à celle de l'estomac et des intestins. Il paraît que, dans bien des cas, l'on a eu des preuves suffisantes de leur efficacité, pour relever immédiatement les forces de la vie, lorsque tout autre remède avait manqué.

Les émétiques.

L'on a employé dans le Cholera, et non pas sans succès, les émétiques, et particulièrement le tartrite d'antimoine. Les indications qui ont guidé les praticiens dans l'emploi de ces remèdes ont été ou de vider l'estomac, ou de pousser à la surface. Il paraît certain que l'estomac manque très-souvent, dans le Cholera, de la force nécessaire pour se délivrer de ce qu'il contient. Dans ces sortes de cas, le vomissement ou les efforts pour vomir ressemblent à une déglutition convulsive, qui se ferait principalement par la partie inférieure de l'œsophage. Ce que l'estomac renferme ne peut sortir , et les substances avalées ne peuvent pénétrer dans sa cavité ; elles sont évidemment repoussées avant que de parvenir à cet organe. Cet état est probablement le précurseur de l'atonie complète. Cela posé, quoique nous ne concevions pas bien précisemment comment la simple évacuation des matières contenues dans l'estomac puisse être d'aucune importance dans cette maladie, l'on conviendra cependant sans peine que l'excitement de ce que l'on peut nommer l'action naturelle et saine du vomissement, peut quelquefois devenir favorable; et qu'au moins c'est une situation préférable à l'état d'atonie commençante, dont on vient de parler.

Alors même que l'état d'atonie de l'estomac est bien prononcé, et que les divers remèdes stimulants, cordiaux, anti-spasmodiques restent sans effet, il peut n'être pas inutile de peser, ni même de tenter, au milieu des difficultés entre lesquelles on a à choisir, si l'exhibition des émétiques, surtout celle d'un médicament doué des vertus du tartrite d'antimoine, ne réussirait pas à produire quelque bien. Il faut avouer toutefois que la pratique de donner le tartrite d'antimoine, dans le Cholera, a été abandonnée dans la suite, par ceux mêmes qui avaient été les plus zélés à la recommander. Mais les motifs de cet abandon sont probablement dûs à ce qu'une attente trop vive et trop impatiente de succès n'a pas été remplie assez tôt. L'usage des substances émétiques combinées avec l'opium pour agir comme sudorifiques, a été conseillé d'une manière positive. Leur effet visible d'occasionner la sueur n'est pas ce qui indiquerait leur emploi dans le Cholera. Mais leur action spéciale pour déterminer le sang à la surface, ce qui, comme on le suppose, est le préliminaire de la sueur, est plutôt ce qui les recommande en pareil cas. Ceux qui ont employé les sudorifiques dans cette vue parlent avantageusement de cette pratique. Il sera fort bon d'empêcher l'effet nauséeux de la substance émétique, effet qui s'accompagne communément de la sueur froide. On réglera en conséquence les proportions de l'émétique et de l'opium, de manière à pousser à la peau sans provoquer de nausées chez le malade. La poudre antimoniale, ou poudre de James, pourrait remplir cette indication mieux qu'aucune autre préparation d'antimoine.

Purgatifs.

Quand nos officiers de santé observèrent d'abord la nature des déjections dans le Cholera, ils attribuèrent assez fréquemment l'absence des matières fécales à leur rétention dans le tube intestinal; et dans cette persuasion ils eurent recours aux purgatifs. D'autres, quoiqu'ils n'ignorassent pas que les matières fécales avaient passé dans la première ou la seconde selle, et qu'il ne s'en était point formé de nouvelles pendant la maladie, n'en pensaient pas moins que l'action d'un purgatif pouvait suspendre, affaiblir l'état cholérique, et par là aider à rétablir les fonctions du canal alimentaire. En conséquence, l'on a, dans cette intention, administré des purgatifs de différentes sortes; mais spécialement les extraits cathartiques et le calomel. Cette pratique a encore ses partisans et mérite peut-être que l'on continue de la soumettre à l'observation et à l'expérience. Il y a un purgatif, l'huile de ricin, dans l'usage duquel il s'est mêlé beaucoup d'empirisme, probablement à cause de la manière tranchante avec laquelle on a exalté ses vertus. Quelques officiers de santé ont tout récemment employé ce médicament chez les naturels, et avec des succès nombreux, à la dose d'une demi-once mêlée avec quinze ou vingt gouttes de laudanum, et il paraît que donné de cette manière, il y a en sa faveur assez de témoignages pour encourager de nouveaux essais. L'on a également donné l'huile de térébenthine, mais pas assez en grand pour fournir des motifs de rien conclure en faveur de son mérite. Ces deux remèdes, possédant une vertu stimulante et purgative, seraient peut-être bons à soumettre à une épreuve ultérieure.

La nécessité de donner des purgatifs pour prévenir quelques-unes des suites du Cholera n'a point été contestée. Les temps propres à leur exhibition ont été diversement déterminés. Ceux qui sont disposés à juger favorablement de leurs effets généraux dans la maladie, les prescrivent de bonne heure et combinés avec leurs autres remèdes. Ceux qui les regardent comme utiles seulement contre les suites du Cholera, en diffèrent l'exhibition. Le choix du purgatif est vraisemblablement un point de plus grande importance que celui du temps de l'administrer. On répute comme le plus sûr et le plus avantageux celui dont la formule comprend des médicaments doués de qualités amères et carminatives joints à un purgatif, dont l'effet n'est pas de donner des évacuations séreuses. L'infusion de séné avec la gentiane, ou le gingembre, ou les cardamomes, ou l'infusion de séné avec la teinture de l'une de ces substances, la drogue amère, qui est la teinture d'aloës, de myrrhe, de benjoin, etc., les divers extraits cathartiques; en un mot tous les purgatifs possédant les vertus de ceux qu'on vient de nommer, avec une dose modérée de calomel, soit uni aux purgatifs, soit donné quelques heures auparavant, ont tous été employés avec des avantages et des succès pareils.

Lavemens.

A la première apparition du Cholera, l'on employa les lavements bien plus fréquemment qu'on ne l'a fait par la suite. Nous n'avons point, du reste, des preuves suffisantes pour nous faire juger de l'utilité générale, dont ils pourraient être pour le traitement de la maladie. Quand on avait en vue d'arrêter les selles, on a fréquemment administré des lavements, où entrait l'opium sous la forme de teinture ou de dissolution aqueuse. L'on a aussi administré des lavements avec l'huile de térébenthine, dans l'intention, à ce qu'il paraît, de stimuler le canal intestinal, ou tout le système en grand. Le médecin praticien, qui se guide par les principes généraux de l'art ne sera pas embarrassé pour déterminer, d'après certains symptômes particuliers, quand il convient d'employer les lavements dans le Cholera.

La magnésie et autres médicaments.

Un autre remède empirique, la magnésie unie au lait, a occasionné de grandes discussions. On trouve dans les rapports et dans les observations adressés au Bureau-Médical, plusieurs exemples où il semble que son usage a été accompagné de quelque bien. Mais, d'après les preuves que possède le Bureau, il n'y a pas de doute qu'on ne peut la ranger que parmi les adjuvants, et encore que parmi ceux dont l'efficacité est bien bornée. Le mauvais état de la fonction de la respiration a fait naître l'idée d'employer le gaz oxigène et l'oxide nitreux ; mais malheureusement on ne trouve la mention d'aucun cas où l'on ait fait l'essai de l'un ou l'autre de ces gaz. Un remède de cette nature est certes fortement indiqué; et, quoiqu'il ne soit pas applicable à une pratique générale, il n'en mériterait pas moins qu'on en fît l'expérience dans des cas particuliers. On n'a aussi rapporté aucune expérience sur les effets du galvanisme ou de l'électricité dans le Cholera. On a essayé l'inhalation de l'éther sulfurique, et, quoique les essais à ce sujet se trouvent resserrés dans un cadre fort étroit, il y a cependant lieu de croire qu'on en pourrait tirer parti.

Nous nous bornerons à citer encore un des remèdes empiriques que l'on a mis en avant. Dans le temps que les praticiens faisaient tous leurs efforts pour solliciter les conduits biliaires et réveiller l'activité des fonctions du foie, on a tenté de se procurer les avantages de la présence du fluide bilieux dans les premières voies, en faisant prendre à l'intérieur la bile des animaux, et particulièrement celle de bœuf. Il est presque inutile de dire que cette pratique, qui n'a jamais eu grand nombre de partisans, a été totalement abandonnée dans la suite.

Diverses méthodes de traitement ont acquis un certain degré de réputation subreptice, d'après la maxime *post hoc, ergò propter hoc*; il y a en effet, comme on l'a vu, une diminution de mortalité dans le Cholera, vers la terminaison des attaques épidémiques. Au moment de l'invasion, tous les remèdes semblent infructueux; on les abandonne peut-être; et, après l'essai de divers autres remèdes également sans succès, les guérisons commencent enfin à se faire voir. Souvent on a fait honneur de ces guérisons au dernier remède employé, lequel, à son tour, perdra sa renommée, lorsque dans une autre occasion on l'emploiera quand la maladie sera plus fâcheuse.

Boissons. Il n'y a point eu, dans la pratique, de point plus universellement établi, d'un commun accord, quoique évidemment un des plus sujets à contestation, que l'interdiction des boissons et des délayants dans le Cholera. On les a presque unanimement regardés comme inadmissibles, sous prétexte principalement que l'estomac se refuse à les garder, et qu'il importe d'éviter tout ce qui pourrait entretenir l'irritation de cet organe, ou servir à la renouveler. Mais peut-on bien se permettre de ne faire aucune attention à ce sentiment terrible de soif, qui forme un des principaux et des plus affligeants symptômes de la maladie? Peut-on aussi négliger cet état du corps, privé, comme il l'est dans une infinité de cas, de toutes ses parties séreuses et aqueuses? Ce qu'il y a de certain, c'est qu'il n'y aurait pas de sûreté ici à se fier sans réserve à tous les désirs de la nature; puisque ce n'est pas seulement la boisson que les malades demandent, mais bien les boissons froides; or, tous les praticiens, sans exception, ont décidé que la boisson froide était dangereuse au plus haut degré et presque toujours mortelle.

Quelques-uns de nos meilleurs praticiens ont, à la vérité, permis de bonne heure, et en apparence avec avantage, l'usage des boissons adoucissantes, délayantes tièdes, et même des boissons acidulées. On a aussi lieu de croire que dans l'intervalle de temps qui s'est écoulé depuis la première apparition du Choléra, la défense rigoureuse d'user des liquides, a reçu quelques modifications. Mais quoique en général l'on accorde maintenant de plus grandes quantités de boisson, l'avantage réel d'en étendre l'emploi jusqu'à remplir l'office de délayants, n'a pas, ce semble, attiré l'attention autant que le demanderait l'importance du sujet.

Le libre usage des délayants est indiqué par la soif ardente qui domine, et par l'abondance excessive des évacuations, qui épuise évidemment le corps d'une portion considérable de de ses parties séreuses. Il est contre-indiqué par l'état irritable de l'estomac et des intestins, et l'on peut raisonnablement douter que, pendant la durée du Cholera, les vaisseaux absorbants conservent la faculté de pomper une suffisante quantité des liquides avalés, pour remplacer dans le système ce qui a été dissipé par les vaisseaux exhalants. Quant aux arguments contre l'usage des délayants, tirés du danger d'entretenir l'état d'irritation de l'estomac et des intestins, à coup sûr on ne leur accordera pas maintenant le poids que nos notions sur la maladie, à son début, leur avaient fait attacher. Toutefois il conviendra de bien prendre le temps opportun pour les permettre, et d'en régler la quantité de manière à espérer de soulager le malade, sans provoquer inutilement l'estomac à les rejeter. On évitera de donner à la fois et brusquement de grandes quantités de boisson; et l'on choisira, pour les faire passer peu à peu, les moments où l'on s'apercevra que les malades sont moins tourmentés du trouble de l'estomac.

Eu égard à l'état des absorbants, nous n'en pouvons juger que par analogie; et tout ce que l'on peut dire, c'est que leur fonction, comme la plupart des autres, ne peut guères manquer de subir quelque altération; mais nous n'avons de preuves ni du fait, ni du degré auquel l'altération domine. On peut appliquer le même raisonnement à la propriété de chacun de nos remèdes; et finalement on peut regarder le désir ardent des liquides comme un indice que le système absorbant, d'où part la source de ce désir, n'est pas tout-à-fait inerte. On observe cette même soif excessive dans toutes les grandes hémorrhagies. Nous penserions donc que l'on doit donner des boissons délayantes tièdes, librement et même largement, dans le Cholera, surtout au commencement de l'attaque, lorsque l'estomac conserve encore de l'action. Nous dirons aussi que l'expérience de beaucoup de praticiens a prouvé que l'on peut donner en toute sûreté les boissons acidulées soit avec les acides végétaux, soit avec les acides minéraux.

La nourriture; les aliments.

Dans une maladie où il y a un si grand épuisement nerveux, il est manifestement de la plus grande importance, dans le traitement, de fournir aux malades les moyens les plus expéditifs de se soutenir par des aliments convenables. On peut facilement combiner les premiers moyens de remplir cette indication avec celle qui précède, en donnant comme adoucissants et délayants les décoctions d'orge, de riz, de sagou, d'arrow-root; l'eau de poulet et le thé de bœuf. Quand on donne du vin ou des spiritueux, il convient de les mêler avec les boissons délayantes, spécialement avec la décoction d'arrow-root ou de sagou. Chez les naturels, dont l'esprit de caste peut contrarier dans le choix des boissons et des aliments, on remplira le but en donnant l'eau de riz, avec quelque peu d'assaisonnement très-simple, ou d'eau de poivre légère. Probablement il n'y aurait pas de sûreté, ou du moins on aurait peu d'avantage à se promettre, en se laissant guider par le sentiment de faim qui domine quelquefois dans le Cholera, et qui est incontestablement une sensation morbide ; mais il est bon toutefois de ne le pas négliger tout-à-fait. On doit en conséquence donner un peu de nourriture; et, si le sentiment de la faim s'en trouve soulagé, ou s'il n'en résulte aucun mauvais effet, on pourra continuer d'en donner. Dans les cas ordinaires, indépendamment des boissons ci-dessus mentionnées, on peut commencer à donner de la nourriture aussitôt après que la maladie a paru céder, c'est-à-dire, quand les fonctions naturelles sont en quelque sorte rétablies. Il faut éviter toutes les substances acerbes, ou qui ne se digèrent pas promptement. On usera d'abord des soupes et des gelées de viande, et des substances farineuses et mucilagineuses. Les quantités données à la fois seront modérées, afin de ne pas surcharger l'estomac. Il ne faudra pas non plus qu'elles soient trop petites, ni données à de trop courts intervalles ; car la fréquente répétition de petites parcelles d'aliments est propre à fatiguer et à troubler l'estomac. La nourriture doit être calculée pour tenir lieu de stimulants diffusibles plus forts ; et cela aussitôt qu'on le croit praticable. Dans cette vue, l'on ajoutera des épices et des carminatifs , et l'on adoptera en somme un plan de diète plus abondant qu'on ne le fait dans la convalescence des autres maladies. Néanmoins lorsqu'il y a des signes évidents d'une réaction fébrile , ou d'un excitement inflammatoire à la suite du Cholera , la diète, comme de juste , doit être réglée en conséquence.

Le repos.

On sent qu'il est de la plus haute importance dans le Cholera de ménager les forces des malades. C'est pourquoi l'on doit, autant qu'il est possible, éviter toute action des muscles du mouvement volontaire. Il faut prendre ses mesures de manière que l'exhibition des remèdes, et la nécessité de satisfaire au besoin de vomir et d'aller à la selle , occasionnent le moins de mouvement et de déplacement possible. L'extrême agitation qui accompagne si souvent le Cholera doit tendre à épuiser grandement les malades , tandis que la cause en est probablement située si profondément, qu'on a bien de la peine à procurer quelque soulagement par les moyens extérieurs. Cependant les frictions recommandées ci-dessus peuvent avoir un effet calmant et tranquillisant, quoiqu'il faille convenir que la manière dont on y procède soit en général diamétralement opposée à la sensibilité des malades. Malgré le froid mortel de tout leur corps, ils se plaignent d'éprouver une chaleur brûlante et insupportable, ils veulent qu'on les découvre, et demandent perpétuellement à être éventés. La méthode d'administrer les frictions demande la surveillance du médecin autant qu'aucune autre partie de son plan de traitement: si on les fait trop rudement, elles irritent et épuisent; si on les continue indiscrètement, on tient le malade éveillé, alors même qu'il eût pu s'assoupir un peu, ce qui a toujours été regardé comme d'un augure favorable dans le Cholera. Si les frictions ne réussissent pas, et si un léger rafraîchissement au moyen de l'éventail paraît calmer le malade, il sera probablement avantageux de céder en cela à ses désirs, ayant soin d'éviter de le découvrir sans nécessité.

Remarques générales

Telle est l'esquisse de la pratique recommandée dans le Cholera, que nous avons tracée d'après un examen attentif de tous les rapports adressés au Bureau-Médical. Le Cholera est une maladie extrêmement difficile à traiter; car, excepté aux premiers instants de l'attaque, les symptômes sont, ainsi que nous les avons distingués, principalement négatifs. Dans les autres maladies, particulièrement celles qui sont aiguës et d'une tendance dangereuse, le médecin voit sur-le-champ contre quoi il a à lutter; il remarque certains phénomènes morbifiques, dont l'expulsion laissant reparaître les actions naturelles par la puissance inhérente au corps vivant, devient l'objet de ses soins et de son traitement. C'est ce que l'on peut appeler le sommaire de l'art de guérir. Dans le Cholera au contraire, l'on ne rencontre que trop souvent les actions naturelles abattues ou anéanties, non par l'intervention d'actes morbides, mais par une puissance qui affecte directement la *vitalité* du corps. De là dans tous ces cas où nous ne pouvons découvrir qu'une dépression des fonctions vitales et naturelles, en d'autres termes, où il n'y a que des symptômes négatifs, notre pratique est singulièrement exposée à manquer de succès. Dans les maladies, où, au lieu de dépression, l'on rencontre des désordres évidents et actifs de quelques fonctions, notre pratique, en dirigeant ses efforts vers l'enlèvement de ces désordres, a des résultats bien plus satisfaisants. Tout ce qu'il est permis de faire dans le Cholera doit être exécuté promptement. L'effrayante rapidité de cette maladie, la perturbation générale des fonctions qui la distinguent d'une manière si funeste, ne permettent pas de la traiter en détail. Il faut que tous les remèdes soient employés aussi vîte qu'il est possible, afin de mettre tout d'un temps leurs forces réunies en action.

En finissant, le compilateur, et rédacteur en même temps de ce rapport, demande la permission, pour faire excuser une partie des imperfections qu'on pourra lui reprocher, de faire observer qu'il a été rédigé au milieu de fréquentes interruptions nécessitées par les devoirs de sa place et des occupations pénibles et multipliées.

Tableau des malades attaqués de Cholera dans l'armée du Fort Saint-Georges, depuis 1815 *jusqu'en* 1824.

Années.	EUROPÉENS.		NATIFS.		FORCE.	
	Admis.	Morts.	Admis.	Morts.	Europ.	Naturels.
1815	65	(1)	87	»	13,409	82,046
1816	97	»	92	»		
1817	108	»	114	»		
1818	1057	232	3314	664		
1819	564	85	3779	734		
1820	356	69	3322	758		
1821	357	39	2527	830		
1822	774	170	548	199		
1823	248	50	809	339		
1824	80	11	345	139		
e 1818 à 1823 aj.	526	100	2340	550		
	4212	756	17277	4213		

(1) Les rapports de 1815 à 1817 n'ayant point distingué les mortalités par la nature des maladies, on n'a pu inscrire les morts de Cholera pendant ces trois années.

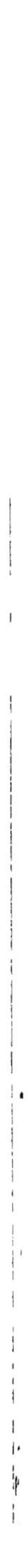

INSTRUCTIONS

POUR LE TRAITEMENT

DU CHOLERA.

Les instructions suivantes pour le traitement du Cholera ont été communiquées par un des Médecins de la Présidence de Madras. Elles sont exposées d'une manière simple, en quelque sorte populaire, et fort propres à enseigner comment on doit se conduire, dans les cas où l'on n'est pas à portée de se procurer les secours d'un médecin. Elles offrent aussi une méthode de traitement courte et facile à comprendre, pour la conduite des employés subalternes du service de santé, qui, dans bien des circonstances, sont appelés à prendre sur eux le soin des malades attaqués du Cholera.

INSTRUCTIONS.

Donnez au malade aussitôt qu'il sera possible la mixture suivante:

Teinture d'opium. . .		
Ether sulfurique . .	de chaque	1 gros.
Eau-de-vie ou Arrack.		1/2 once.
Eau pure.		1 once.

Si cette mixture est rejetée, il faut la répéter, chaque fois, dix minutes après que le vomissement a cessé. Une heure après la cessation du vomissement, on fera prendre le bol qui suit :

Calomel.	12 grains.
Camphre.	3 grains.
Opium.	1 grain.
Huile essentielle de Menthe poivrée. .	2 gouttes.

Faites un bol.

Si ce bol est vomi, il faut le répéter de la même manière, chaque fois, une demi-heure après que le vomissement a cessé.

Si le vomissement est violent, donnez en lavement un gros et demi de laudanum liquide, dans quatre onces d'eau de riz ou de gruau, et répétez-le aussi souvent qu'il sera rejeté. On administrera aussi la moitié de ce lavement, après chaque selle liquide.

Quand il n'y a point du tout de vomissement, donnez la potion et le bol, dont voici la prescription.

POTION.

Teinture d'opium...	
Ether sulfurique de chaque.	1/2 gros.
Vin d'Ipécacuanha.	1/2 once.
Eau.	2 onces.

Mêlez.

BOL.

Calomel. . . . . 12 grains.
Extrait de Jalap. . . . . . 4 grains.
Camphre. . . . . 3 grains.
Huile de Menthe poivrée. . 2 gouttes.

Formez un bol.

S'il ne s'ensuit aucun effet, répétez la potion, toutes les quarante minutes.

Dans tous les cas, frottez les bras et les jambes avec du sable chaud, et appliquez un vésicatoire ou un sinapisme sur l'estomac, immédiatement après avoir fait prendre la première dose de remède.

Si le pouls se fait sentir au poignet, tirez vingt, vingt-cinq ou trente onces de sang du bras.

Si le cas est traînant et douteux, après avoir donné beaucoup des remèdes ci-dessus, laissez tous les autres médicaments, pour vous en tenir uniquement à ceux dont voici la prescription.

PILULES.

Calomel.. . . . . 3 grains.
Ipecacuanha. . . . . 2 grains.
Aloës. . . . . 3 grains.
Opium. . . . . 1/2 grain.

Faites-en une pilule.

On en donnera toutes les heures.

POTION.

Eau de riz. . . . . 4 onces.
Eau de vie ou Arrack. . . . 3 gros.

A donner d'heure en heure.

Si le malade a soif, on lui donnera fréquemment quelque boisson acide. On peut lui faire prendre, aussi souvent qu'il le désirera, un verre à vin (environ 3 onces) d'eau tiède acidulée avec le jus de limon, ou l'acide citrique ; même l'eau acidulée avec l'acide nitrique, ou l'acide sulfurique.

Diagrame déstiné à l'explication des rapports de l'influence Lunaire sur le Cholera.

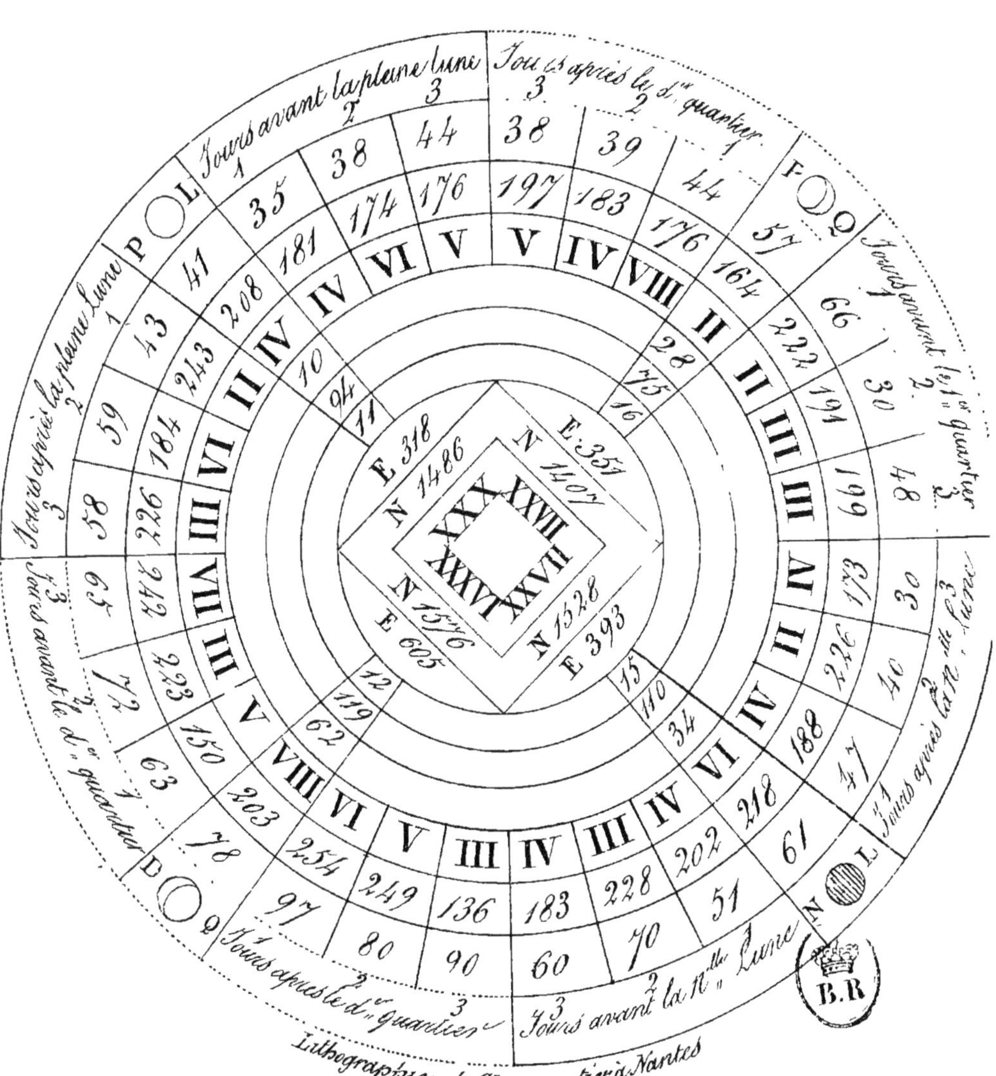

EXPLICATION

DU DIAGRAMME.

Le diagramme présente les dates d'admission dans l'hopital, de 1667 *Européens et de* 5997 *Naturels, formant le nombre des cas de Cholera, qui se sont présentés dans une période de* 28 *mois lunaires ; il désigne aussi les dates d'environ* 121 *commencements d'attaques épidémiques de la même maladie, dans différents cantonnements. Toutes les dates, dans chaque exemple, correspondent aux phases de la lune.*

La première ligne circulaire comprend les principales phases de la lune, savoir la nouvelle et pleine lune, le premier et le dernier quartier, avec les trois jours qui précèdent, et les trois jours qui suivent chacune de ces phases.

La seconde ligne fait voir le nombre d'Européens, et la troisième le nombre de Naturels, qui sont tombés malades chaque jour.

La quatrième ligne, en chiffres romains, montre le nombre des principales attaques épidémiques de chaque jour.

Comme il n'y a que 28 divisions dans chaque espace circulaire du diagramme, et qu'il n'y en a point par conséquent pour les jours au-delà de 28, lesquels, d'après la méthode suivie dans la formation du diagramme, tombent toujours immédiatement avant la nouvelle et la pleine lune, le premier et le dernier quartier, l'on a rejeté à la cinquième et à la sixième lignes les cas des Européens et des Naturels entrés pendant ces jours-là, et donné dans la septième le résultat combiné des jours surnuméraires.

Le nombre total de chaque quart de cercle du diagramme est exprimé dans chacune des divisions centrales qui y correspond, E désignant les Européens, N. désignant les Naturels, et les chiffres romains marquant les attaques épidémiques.

D'après cette description, il est facile de voir que les dates comprises dans la portion de chaque quart de cercle, qui précède la place des phases principales, ne peuvent être tout-à-fait exactes, à cause de l'intervention accidentelle des jours surnuméraires.

FIN.

FAUTE

ESSENTIELLE A CORRIGER.

A la page 20, lignes 19 et 20;
— 24, lignes 21 et 22;
— 29, ligne dernière, et page 30, ligne première;
— 35, lignes 7 et 8;
— 38, ligne 13;
— 47, ligne 14;
— 49, ligne 21;
— 68, lignes 7, 10 et 25;

Lisez Mortdechien *au lieu de* Mort-de-chien.

www.ingramcontent.com/pod-product-compliance
Ingram Content Group UK Ltd.
Pitfield, Milton Keynes, MK11 3LW, UK
UKHW020544180726
13838UKWH00001B/35